DR. NOWZARADAN DIÄT FÜR ANFÄNGER

50+ einfache und erschwingliche kalorienarme Rezepte, um Ihre Ernährung zu revolutionieren und Gewicht zu verlieren, inklusive Ernährungsratgebern

Harley W. Norman

Table of Contents

Einführung in die Dr. Nowzaradan Diät

Es war einmal ein Mann namens Thomas, der sich in seinem Leben an einem Scheideweg befand. Nach Jahren der Vernachlässigung seiner Gesundheit, verursacht durch stressige Arbeitstage und unausgewogene Ernährung, sah Thomas sich im Spiegel kaum wieder. Er wusste, dass er eine Veränderung brauchte, aber jedes Mal, wenn er versuchte, eine Diät zu beginnen, fühlte er sich überwältigt und verlor schnell die Motivation.

Eines Tages stieß Thomas beim Stöbern in einer Buchhandlung auf ein Buch mit dem Titel "Dr. Nowzaradan Diät für Anfänger". Angetrieben von Neugier und dem sanften Drängen des Verkäufers entschied er sich, das Buch zu kaufen.

Zuhause angekommen, begann Thomas sofort zu lesen. Das Buch eröffnete mit einer einführenden Geschichte über Dr. Nowzaradan, einen Arzt, der dafür bekannt ist, Menschen zu helfen, die sich als letzte Hoffnung einer radikalen Gewichtsreduktion unterziehen müssen. Die einfühlsamen Worte des Doktors und seine philosophische Herangehensweise an die Ernährung und das Gewichtsmanagement sprachen Thomas tief an.

Das Buch war nicht nur eine Sammlung von Rezepten; es war eine Lebensweise. Es lehrte Thomas, wie man Lebensmittel basierend auf ihrem Nährwert auswählt, wie man Kalorien zählt ohne sich beraubt zu fühlen und wie man einen ausgewogenen Ernährungsplan erstellt, der auch langfristig aufrechterhalten werden kann. Jedes Kapitel war gefüllt mit wissenschaftlich fundierten Ratschlägen, praktischen Tipps und echten Erfolgsgeschichten von anderen, die in der gleichen Situation waren wie er.

Besonders beeindruckt war Thomas von den angepassten Rezepten für Frühstück, Mittagessen, Abendessen und sogar Snacks und Desserts. Diese Rezepte waren nicht nur gesund, sondern auch schmackhaft und leicht zuzubereiten, was für Thomas wichtig war, da er wenig Zeit hatte und oft müde von der Arbeit nach Hause kam.

Mit der Zeit integrierte Thomas die Lehren des Buches in seinen Alltag. Er begann, besser zu schlafen, fühlte sich energiegeladener und, was am wichtigsten war, er begann, Gewicht zu verlieren. Das Buch hatte auch einen Abschnitt über körperliche Aktivität, der Thomas half, eine Routine zu entwickeln, die funktionierte und nicht zu zeitaufwendig war.

Nach einigen Monaten war Thomas nicht nur schlanker, sondern auch gesünder. Sein Arzt war beeindruckt von den Verbesserungen in seinen Blutwerten und seinem allgemeinen Wohlbefinden. Thomas fühlte sich wie ein neuer Mensch und alles dank eines Buches, das er fast nicht gekauft hätte.

Für jeden, der sich am Anfang eines ähnlichen Weges befindet, bietet "Dr. Nowzaradan Diät für Anfänger" mehr als nur Diät-Tipps; es bietet einen neuen Ansatz zum Leben. Es ist eine Investition in Ihre Gesundheit und Ihr Wohlbefinden, eine, die Thomas täglich dankbar ist gemacht zu haben. Er ist der lebende Beweis dafür, dass mit dem richtigen Wissen und den richtigen Werkzeugen bemerkenswerte Veränderungen möglich sind.

Grundprinzipien der Diät

Dr. Nowzaradan, oft einfach als Dr. Now bekannt, ist ein Experte auf dem Gebiet der Gewichtsreduktion, besonders bekannt durch seine Arbeit mit extrem übergewichtigen Patienten. Seine Diät basiert auf strengen, aber effektiven Prinzipien, die darauf abzielen, schnelle und nachhaltige Ergebnisse zu erzielen. Eines der Kernprinzipien seiner Diät ist die Kalorienrestriktion, die nicht nur darauf abzielt, die tägliche Kalorienaufnahme zu reduzieren, sondern auch sicherstellt, dass die aufgenommenen Kalorien von hoher Qualität sind. Patienten werden angehalten, eine nahrhafte Diät zu befolgen, die reich an Proteinen und arm an Kohlenhydraten ist, insbesondere solchen, die schnell Zucker freisetzen.

Ein weiteres wesentliches Prinzip ist das Vermeiden von einfachen Zuckerarten und gesättigten Fetten. Diese Substanzen werden oft in verarbeiteten Lebensmitteln gefunden und können die Gewichtszunahme fördern sowie den Stoffwechsel negativ beeinflussen. Stattdessen legt Dr. Now Wert auf den Konsum von unverarbeiteten, Ganzen Lebensmitteln wie frischem Gemüse, magerem Fleisch und Vollkornprodukten. Diese helfen nicht nur bei der Gewichtsabnahme, sondern verbessern auch die allgemeine Gesundheit des Herz-Kreislauf-Systems und stabilisieren den Blutzuckerspiegel.

Portionskontrolle ist ein weiteres zentrales Element der Diät. Dr. Now empfiehlt das genaue Abmessen von Portionsgrößen, um eine Überernährung zu vermeiden. Dies hilft den Patienten, ein besseres Gefühl für angemessene Portionsgrößen zu entwickeln und kann eine wesentliche Rolle beim langfristigen Erfolg der Gewichtsabnahme spielen. Diese Praxis fördert auch ein bewussteres Essen, was wiederum dazu beiträgt, das Sättigungsgefühl zu erhöhen und das Risiko von Heißhungerattacken zu verringern.

Außerdem ist regelmäßige körperliche Aktivität ein wichtiger Bestandteil der Diät. Obwohl die Ernährungsumstellung im Vordergrund steht, betont Dr. Now die Bedeutung von regelmäßiger Bewegung, die nicht nur beim Abnehmen hilft, sondern auch die Muskeln stärkt und die allgemeine Gesundheit verbessert. Die Patienten werden ermutigt, ein personalisiertes Trainingsprogramm zu beginnen, das zu ihrem aktuellen Gesundheitszustand und ihrer Fitness passt.

Schließlich legt Dr. Now großen Wert auf die psychologische Komponente der Gewichtsabnahme. Er erkennt an, dass emotionales Essen eine große Hürde für viele seiner Patienten darstellt. Deshalb werden Techniken zur Stressbewältigung und emotionale Unterstützung als Teil des Programms integriert, um den Patienten zu helfen, ihre Essgewohnheiten zu verstehen und zu verbessern. Dies umfasst häufig Beratung und manchmal auch

Gruppentherapiesitzungen, die darauf abzielen, die tiefer liegenden Ursachen für Überernährung zu adressieren und effektive Strategien für den Umgang mit Stress zu entwickeln.

Diese Grundprinzipien bilden das Fundament der Dr. Nowzaradan Diät und sind darauf ausgerichtet, Patienten zu einem gesünderen Lebensstil zu führen, der langfristige Vorteile für ihre Gesundheit und ihr Wohlbefinden hat.

Vorteile der Diät

Dr. Nowzaradans Diät richtet sich besonders an Menschen, die eine signifikante Gewichtsreduktion anstreben und dabei auf eine gesunde und ausgewogene Ernährungsweise setzen möchten. Ein zentraler Vorteil dieser Diät ist die medizinisch fundierte Herangehensweise, die sicherstellt, dass die Teilnehmer alle notwendigen Nährstoffe erhalten, während sie Kalorien reduzieren. Dies ist besonders wichtig für Personen mit einem hohen Übergewicht, da hier oft begleitende Gesundheitsprobleme wie Diabetes, Bluthochdruck und Herzkrankheiten bestehen.

Ein weiterer Vorteil der Dr. Nowzaradan Diät ist die Betonung auf die langfristige Veränderung des Essverhaltens. Statt kurzfristiger Erfolge, die oft mit extremen Diäten einhergehen, werden nachhaltige Essgewohnheiten gefördert, die auf eine lebenslange gesunde Ernährung abzielen. Dies umfasst das Erlernen der Portionenkontrolle, das Verständnis für den Nährwert der Lebensmittel und die Implementierung einer ausgewogenen Ernährung, die reich an Proteinen, Gemüse und gesunden Fetten ist, während zucker- und fettreiche Lebensmittel minimiert werden.

Die Diät bietet auch eine strukturierte Anleitung, die besonders für Anfänger hilfreich ist. Mit detaillierten Mahlzeitenplänen, Einkaufslisten und Rezepten können Teilnehmer ohne vorherige

Erfahrung in gesunder Ernährung oder Kalorienzählung sofort beginnen. Diese Struktur hilft, die oft überwältigende Aufgabe der Gewichtsabnahme in handhabbare Schritte zu unterteilen und erleichtert die Einhaltung der Diät.

Ein weiteres wichtiges Element der Dr. Nowzaradan Diät ist die Einbeziehung regelmäßiger Bewegung. Obwohl der Fokus hauptsächlich auf der Ernährung liegt, wird auch die Bedeutung körperlicher Aktivität hervorgehoben. Dies hilft nicht nur beim Gewichtsverlust, sondern verbessert auch die allgemeine Gesundheit und das Wohlbefinden, indem es die Herzgesundheit fördert, die Muskeln stärkt und die mentale Gesundheit unterstützt.

Letztlich betont die Diät auch die psychologischen Aspekte des Abnehmens. Durch die Auseinandersetzung mit den emotionalen Gründen für Überessen und die Entwicklung von Strategien zur Bewältigung von Stress und anderen Auslösern für ungesunde Essgewohnheiten, bietet Dr. Nowzaradans Ansatz eine ganzheitliche Unterstützung auf dem Weg zu einem gesünderen Leben. Dies macht die Diät nicht nur zu einem Mittel zur Gewichtsreduktion, sondern auch zu einer umfassenden Lebensstilveränderung, die darauf abzielt, die Lebensqualität insgesamt zu verbessern.

Die Dr. Nowzaradan Diät, speziell für Anfänger, kann einige Herausforderungen mit sich bringen, die jedoch mit den richtigen Strategien und Lösungsansätzen überwunden werden können. Eine der häufigsten Schwierigkeiten ist der Verzicht auf gewohnte Lebensmittel, die reich an Zucker und Fett sind. Viele Menschen empfinden anfangs starkes Verlangen nach diesen Lebensmitteln. Um dies zu bewältigen, empfiehlt es sich, schrittweise gesündere Alternativen einzuführen, die ähnlich befriedigend sind, aber einen höheren Nährwert bieten, wie zum Beispiel Obst statt gezuckerter Snacks oder Vollkornprodukte statt Weißbrot.

Ein weiteres Problem kann die Portionenkontrolle sein. Dr. Nowzaradan betont die Wichtigkeit, die Nahrungsaufnahme zu überwachen und angemessene Portionen zu essen. Anfänger können Schwierigkeiten haben, ihre Portionen richtig einzuschätzen. Hierfür kann die Nutzung von Küchenwaagen, Messbechern und speziellen Portionier Hilfen nützlich sein, um sich visuell auf die richtigen Portionsgrößen einzustellen.

Zeitmanagement stellt eine weitere Herausforderung dar. Viele Menschen glauben, dass sie keine Zeit haben, gesunde Mahlzeiten zuzubereiten. Eine effektive Lösung ist das Vorkochen von Mahlzeiten. Das Vorbereiten von Gerichten für mehrere Tage kann Zeit sparen und stellt sicher, dass man auch in stressigen Zeiten Zugang zu gesunden Optionen hat.

Mangelnde Unterstützung durch das soziale Umfeld kann ebenfalls demotivierend wirken. Es ist hilfreich, Freunde oder Familienmitglieder in den Diätprozess einzubeziehen oder sich einer Online-Community anzuschließen, die die gleiche Diät verfolgt. Gemeinsame Ziele und Erfahrungen können eine starke Motivationsquelle sein.

Schließlich kann das Fehlen von sofortigen Ergebnissen entmutigend sein. Gewichtsverlust ist ein langsamer Prozess und schnelle Ergebnisse sind selten. Es ist wichtig, realistische Erwartungen zu setzen und kleine Erfolge zu feiern, um motiviert zu bleiben. Die Fokussierung auf nicht-gewichtsbezogene Fortschritte, wie verbesserte Fitness oder geringere Müdigkeit, kann ebenfalls sehr motivierend wirken.

Diese Lösungen können den Anfang einer erfolgreichen Gewichtsreduktion erleichtern und dazu beitragen, die Dr. Nowzaradan Diät effektiv in den Alltag zu integrieren. Durch diese Ansätze können Anfänger die anfänglichen Hürden überwinden und langfristige, gesunde Gewohnheiten entwickeln.

Teil I: Grundlagen der Ernährung

Verstehen der Kalorienzählung

Kalorienzählung ist ein zentraler Bestandteil der Dr. Nowzaradan Diät und essentiell für Anfänger, die lernen wollen, wie man effektiv Gewicht verliert. Kalorien sind die Maßeinheit, die verwendet wird, um die Energiemenge zu messen, die ein Lebensmittel liefert. Die Aufnahme von mehr Kalorien, als der Körper verbrennen kann, führt zu einer Gewichtszunahme, während die Aufnahme von weniger Kalorien, als der Körper benötigt, zu einem Gewichtsverlust führt.

Um eine erfolgreiche Kalorienzählung zu erreichen, ist es wichtig, die Gesamtzahl der Kalorien zu kennen, die der Körper täglich benötigt. Diese Zahl variiert je nach Alter, Geschlecht, Körpergewicht, Körpergröße und dem Grad der körperlichen Aktivität. Ein einfacher Weg, den täglichen Kalorienbedarf zu schätzen, ist die Verwendung von Online-Kalorienrechnern oder Formeln wie der Harris-Benedict-Gleichung.

Nachdem der tägliche Kalorienbedarf ermittelt wurde, ist der nächste Schritt, die Kalorienaufnahme durch die Nahrung zu überwachen. Dies beinhaltet das Lesen von Nährwertangaben auf

Lebensmittelverpackungen und das Kennenlernen der Kalorienanzahl in den Lebensmitteln, die keine Etiketten haben, wie frisches Obst und Gemüse. Viele Menschen finden es hilfreich, ein Ernährungstagebuch zu führen oder Apps zu nutzen, die das Tracking von Kalorien erleichtern.

Es ist auch wichtig zu verstehen, dass nicht alle Kalorien gleich sind. Kalorien aus nährstoffreichen Lebensmitteln wie Gemüse, Vollkornprodukten und mageren Proteinen haben eine andere Auswirkung auf die Gesundheit und das Sättigungsgefühl als Kalorien aus zuckerhaltigen Getränken und Fast Food. Die Dr. Nowzaradan Diät legt daher großen Wert darauf, Kalorien aus nährstoffreichen Quellen zu bevorzugen.

Ein weiterer Aspekt der Kalorienzählung ist das Verständnis der Bedeutung von Makronährstoffen – Kohlenhydrate, Proteine und Fette. Jeder Makronährstoff hat eine bestimmte Kalorienanzahl pro Gramm. Kohlenhydrate und Proteine liefern jeweils 4 Kalorien pro Gramm, während Fette mit 9 Kalorien pro Gramm energiedichter sind. Eine ausgewogene Aufteilung der Kalorien aus diesen Quellen ist entscheidend für eine gesunde Ernährung und kann die Effektivität der Diät erhöhen.

Schließlich erfordert Kalorienzählung eine gewisse Flexibilität und Realismus. Es wird Tage geben, an denen man mehr oder weniger isst als geplant. Wichtig ist, dass man im Durchschnitt ein kalorisches Defizit erreicht, das zu einem nachhaltigen Gewichtsverlust führt. Die Anpassungsfähigkeit und das Verständnis, dass Kalorienzählung kein perfekter Prozess ist, sondern ein Werkzeug, um das Bewusstsein für die Ernährung zu schärfen, sind entscheidende Komponenten für den langfristigen Erfolg.

Makronährstoffe und ihre Rollen

Makronährstoffe sind essenzielle Bestandteile jeder Diät und spielen auch in der Dr. Nowzaradan Diät eine zentrale Rolle. Diese Nährstoffe, bestehend aus Kohlenhydraten, Proteinen und Fetten, liefern die notwendige Energie und sind lebenswichtig für verschiedene Körperfunktionen.

Kohlenhydrate sind die primäre Energiequelle des Körpers. Sie werden in Glukose umgewandelt, die als Brennstoff für Zellen, Organe und Muskeln dient. In der Dr. Nowzaradan Diät werden komplexe Kohlenhydrate bevorzugt, die aus Vollkornprodukten, Hülsenfrüchten und stärkearmem Gemüse bestehen. Diese Komplexität sorgt für eine langsame und gleichmäßige Freisetzung von Energie, was den Blutzuckerspiegel stabil hält und Heißhungerattacken vermindert. Einfache Kohlenhydrate, die in Süßigkeiten, Weißbrot und anderen verarbeiteten Lebensmitteln gefunden werden, sind meistens beschränkt, da sie den Blutzuckerspiegel schnell ansteigen und ebenso schnell wieder abfallen lassen, was zu Energieeinbrüchen führen kann.

Proteine sind für die Reparatur und den Aufbau von Körpergewebe unerlässlich und eine Schlüsselkomponente in jeder Gewichtsreduktionsdiät. Sie helfen, das Sättigungsgefühl zu erhöhen und sind wichtig für die Erhaltung der Muskelmasse, besonders wenn man in einem Kaloriendefizit ist, wie es bei der Dr. Nowzaradan Diät der Fall ist. Proteinreiche Lebensmittel wie mageres Fleisch, Fisch, Eier, Hülsenfrüchte und Milchprodukte sind wesentliche Bestandteile des Ernährungsplans.

Fette waren lange Zeit fälschlicherweise als schädlich und gewichtsfördernd verschrien, doch sind sie unverzichtbar für viele Körperfunktionen. Fette helfen bei der Aufnahme fettlöslicher Vitamine und sind wichtig für die Gehirngesundheit. In der Dr. Nowzaradan Diät werden gesunde Fette aus Quellen wie Avocados, Nüssen, Samen und Fischöl empfohlen. Diese ungesättigten Fette können Entzündungen reduzieren und sind wichtig für das allgemeine Wohlbefinden.

Das richtige Verhältnis dieser Makronährstoffe ist entscheidend für den Erfolg der Diät. Die Dr. Nowzaradan Diät legt großen Wert darauf, dass das Verhältnis den individuellen Bedürfnissen angepasst ist, um optimale Ergebnisse zu erzielen. Dabei wird nicht nur die Gewichtsreduktion gefördert, sondern auch die Gesundheit langfristig verbessert. Durch das Verständnis der Rollen dieser Makronährstoffe und ihrer Auswirkungen auf den Körper kann die Diät effektiv umgesetzt und aufrechterhalten werden.

Die Bedeutung von Mikronährstoffen

Mikronährstoffe spielen eine zentrale Rolle in der Dr. Nowzaradan Diät für Anfänger, da sie essenziell für den Erhalt der Gesundheit und die Unterstützung des Körpers bei Gewichtsverlust sind. Diese Nährstoffe umfassen Vitamine, Mineralien und Spurenelemente, die in geringen Mengen benötigt werden, jedoch lebenswichtig für zahlreiche Stoffwechselprozesse sind.

Vitamine wie Vitamin A, C und E sind entscheidend für die Immunfunktion, Hautgesundheit und antioxidative Schutzmechanismen. B-Vitamine spielen eine wesentliche Rolle im Energiestoffwechsel und sind notwendig für die Verarbeitung von Makronährstoffen wie Kohlenhydraten, Proteinen und Fetten in Energie. Vitamin D, oft mangelhaft bei übergewichtigen Personen, ist wichtig für die Knochengesundheit und die Regulierung von Entzündungsprozessen.

Mineralstoffe wie Eisen, das für die Bildung von roten Blutkörperchen und den Sauerstofftransport im Körper verantwortlich ist, und Magnesium, das an über 300 enzymatischen Reaktionen beteiligt ist, einschließlich der Energieproduktion, sind ebenfalls entscheidend. Kalzium spielt eine fundamentale Rolle nicht nur für Knochen und Zähne, sondern auch für die Blutgerinnung und Nervenfunktion.

Zink ist ein weiterer wichtiger Mikronährstoff, der das Immunsystem stärkt und bei der Wundheilung sowie der Proteinsynthese eine Rolle spielt. Ein Mangel an Zink kann die Geschmackswahrnehmung beeinträchtigen und so zu einem verstärkten Verlangen nach stark gewürzten oder süßen Speisen führen, was den Diäterfolg gefährden kann.

Die Aufnahme dieser Mikronährstoffe sollte über eine ausgewogene Ernährung erfolgen, die reich an Gemüse, Obst, Vollkornprodukten, mageren Proteinen und gesunden Fetten ist. Gerade bei einer kalorienreduzierten Diät ist es wichtig, nährstoffdichte Lebensmittel zu wählen, um einer Unterversorgung vorzubeugen und den Körper optimal zu unterstützen.

Um sicherzustellen, dass keine Mängel entstehen, kann es sinnvoll sein, die Mikronährstoffzufuhr durch regelmäßige Bluttests überwachen zu lassen und gegebenenfalls durch qualitativ hochwertige Nahrungsergänzungsmittel zu ergänzen. Dies ist besonders wichtig, da bestimmte Gewichtsreduktionsstrategien, wie sehr niedrigkalorische Diäten, das Risiko für Mikronährstoffmängel erhöhen können.

Insgesamt ist die ausreichende Versorgung mit Mikronährstoffen ein kritischer Aspekt der Dr. Nowzaradan Diät, der nicht nur die allgemeine Gesundheit unterstützt, sondern auch entscheidend für die langfristige Aufrechterhaltung des Gewichtsverlusts und eine verbesserte Lebensqualität ist.

Nahrungsplanung und Portionenkontrolle

Nahrungsplanung und Portionenkontrolle sind wesentliche Elemente der Dr. Nowzaradan Diät, besonders für Anfänger, die sich an eine neue Ernährungsweise anpassen. Eine durchdachte Planung der Mahlzeiten im Voraus hilft dabei, impulsive Essentscheidungen zu vermeiden und gewährleistet, dass alle Mahlzeiten ausgewogen und im Einklang mit den Diätvorgaben stehen. Dazu gehört, dass jede Mahlzeit eine gute Balance von Protein, gesunden Fetten und niedrigglykämischen Kohlenhydraten aufweist, um die Nahrungsaufnahme über den Tag verteilt stabil und zufriedenstellend zu gestalten.

Portionenkontrolle ist ebenso entscheidend, da sie direkt die Kalorienaufnahme beeinflusst, was für den Gewichtsverlust zentral ist. Anfänger sollten sich damit vertraut machen, die Größen von Portionen mit einfachen Hilfsmitteln wie Löffeln, Tassen oder speziellen Portionierern zu messen. Die Verwendung kleinerer Teller kann ebenfalls hilfreich sein, um die Portionsgrößen visuell zu kontrollieren, ohne sich beraubt zu fühlen.

Ein strukturierter Essensplan, der alle Mahlzeiten und Snacks umfasst, sollte wöchentlich erstellt werden. Dies reduziert nicht nur

Stress durch das tägliche entscheiden, was gegessen wird, sondern ermöglicht auch ein effizientes Einkaufen und Vorbereiten von Lebensmitteln. Das Führen eines Ernährungstagebuchs kann zusätzlich dazu beitragen, das Bewusstsein für die aufgenommene Nahrung zu schärfen und Muster im eigenen Essverhalten zu erkennen, die angepasst werden müssen.

Um sicherzustellen, dass die Portionskontrolle eingehalten wird, ist es ratsam, sich vor dem Essen einen Moment Zeit zu nehmen, um die wahre Hungermenge einzuschätzen. Das langsame Essen und das bewusste Genießen jeder Mahlzeit können dazu beitragen, das Sättigungsgefühl zu erkennen, bevor zu viel gegessen wird. Wasser vor den Mahlzeiten zu trinken, kann ebenfalls helfen, das Gefühl von Vollheit zu erhöhen und Überessen zu vermeiden.

Für Anfänger kann es anfangs herausfordernd sein, den Überblick über die richtigen Portionsgrößen zu behalten. Jedoch mit fortlaufender Praxis und dem Einsatz von Planungstools wird dies zunehmend intuitiver. Regelmäßige Anpassungen des Ernährungsplans, basierend auf Fortschritten oder auf Herausforderungen beim Gewichtsverlust, sind wichtig, um die Diät effektiv und nachhaltig zu gestalten. Durch die Kombination aus sorgfältiger Nahrungsplanung und strikter Portionenkontrolle können die Ziele der Dr. Nowzaradan Diät erfolgreich erreicht und beibehalten werden.

Teil II: Lebensmittel und Rezepte

Kapitel 3: Frühstück

Eiweißreiches Omelett

Zutaten:

- 3 Eier
- 50 g Spinat, frisch oder gefroren
- 50 g Champignons, in Scheiben geschnitten
- 30 g Feta, zerkrümelt
- 1 kleine Zwiebel, gewürfelt
- 1 Teelöffel Olivenöl
- Salz und Pfeffer nach Geschmack

Anleitung:

1. Das Olivenöl in einer Pfanne erhitzen und die Zwiebeln bei mittlerer Hitze anbraten, bis sie glasig sind.

2. Champignons hinzufügen und weiterbraten, bis sie weich sind.

3. Spinat hinzufügen und kochen, bis er welk ist.

4. In einer Schüssel die Eier verquirlen und mit Salz und Pfeffer würzen.

5. Die Eimischung über das Gemüse in der Pfanne gießen. Den zerkrümelten Feta gleichmäßig darauf verteilen.

6. Bei mittlerer Hitze kochen lassen, bis die Eier gestockt sind, dann das Omelett vorsichtig wenden, um die andere Seite zu garen.

7. Das Omelett auf einen Teller gleiten lassen und sofort servieren.

Nährwertinformationen pro Portion:

- Kalorien: 325 kcal
- Eiweiß: 22 g
- Fette: 23 g
- Kohlenhydrate: 5 g

Portionsgröße: 1 großes Omelett
Zubereitungszeit: 20 Minuten

Griechischer Joghurt mit Beeren

Zutaten:

- 200 g griechischer Joghurt (fettarm)
- 100 g gemischte Beeren (frisch oder gefroren, z. B. Blaubeeren, Himbeeren, Erdbeeren)
- 1 EL Chiasamen
- 1 TL Honig (optional)

Zubereitung:

1. Wenn gefrorene Beeren verwendet werden, diese zunächst auftauen lassen. Frische Beeren waschen und nach Bedarf kleinschneiden.

2. Griechischen Joghurt in eine Schale geben.

3. Die Beeren über den Joghurt streuen.

4. Chiasamen darüberstreuen.

5. Nach Belieben mit einem Teelöffel Honig süßen.

6. Alles vorsichtig umrühren, um die Beeren und Chiasamen gleichmäßig zu verteilen.

Haferflocken mit Apfelstücken

Zutaten:

- 50 g Haferflocken
- 200 ml Wasser oder ungesüßte Mandelmilch
- 1 mittelgroßer Apfel, gewürfelt
- 1 Teelöffel Zimt
- 1 Esslöffel gemahlene Leinsamen
- Optional: Ein Spritzer Honig oder ein paar Tropfen Stevia zur Süßung

Zubereitung:

1. Die Haferflocken zusammen mit dem Wasser oder der Mandelmilch in einem kleinen Topf zum Kochen bringen.
2. Den gewürfelten Apfel und den Zimt hinzufügen und umrühren.
3. Die Hitze reduzieren und die Mischung etwa 10 Minuten köcheln lassen, bis die Haferflocken weich sind und die Flüssigkeit größtenteils absorbiert wurde.
4. Kurz vor dem Servieren die gemahlenen Leinsamen unterrühren.
5. Nach Wunsch mit Honig oder Stevia süßen.

Portionsgröße: 1 Portion

Kochzeit: Ca. 15 Minuten

Nährwertinformation (pro Portion):

- Kalorien: ca. 250 kcal
- Proteine: ca. 7 g
- Fette: ca. 4 g (davon gesättigte Fettsäuren: ca. 0,5 g)
- Kohlenhydrate: ca. 45 g (davon Zucker: ca. 15 g)
- Ballaststoffe: ca. 8 g

Quark mit Mandelsplittern

Zutaten:

- 200 g Quark (Magerstufe)
- 30 g Mandelsplitter
- 1 TL Honig (optional)
- Eine Prise Zimt

Zubereitung:

1. Den Quark in eine Schüssel geben.
2. Die Mandelsplitter in einer trockenen Pfanne bei mittlerer Hitze leicht anrösten, bis sie goldbraun sind. Achten Sie darauf, dass sie nicht verbrennen.
3. Die gerösteten Mandelsplitter über den Quark streuen.
4. Den Quark mit Mandelsplittern mit Honig beträufeln und eine Prise Zimt darüber geben.
5. Alles gut vermischen oder nach Geschmack schichten.

Nährwertangaben pro Portion:

- Kalorien: ca. 310 kcal
- Proteine: 28 g
- Fett: 18 g
- Kohlenhydrate: 10 g

Portionsgröße: 1 Portion

Zubereitungszeit: ca. 5 Minuten

Vollkornbrot mit Avocado

Zutaten:

- 2 Scheiben Vollkornbrot
- 1 reife Avocado
- Saft einer halben Limette
- Salz und Pfeffer nach Geschmack
- Optional: eine Prise Chiliflocken oder frischer Koriander

Zubereitung:

1. Die Avocado halbieren, den Kern entfernen und das Fruchtfleisch mit einem Löffel aus der Schale lösen.
2. Das Avocadofleisch in einer kleinen Schüssel mit einer Gabel zerdrücken.
3. Den Limettensaft hinzufügen und mit Salz und Pfeffer abschmecken. Optional können Chiliflocken oder fein gehackter Koriander untergemischt werden, um zusätzliche Aromen zu erzeugen.
4. Die Vollkornbrotscheiben toasten, bis sie knusprig und warm sind.
5. Die zerdrückte Avocado gleichmäßig auf den getoasteten Brotscheiben verteilen.

Portionsgröße: 1 Portion besteht aus 2 belegten Brotscheiben.

Nährwertinformationen pro Portion:

- Kalorien: ca. 400 kcal
- Protein: 9 g
- Fette: 29 g
- Kohlenhydrate: 34 g
- Ballaststoffe: 13 g

Kochzeit:

- Vorbereitung: ca. 5 Minuten
- Zubereitung: ca. 5 Minuten
- Gesamtzeit: ca. 10 Minuten

Smoothie mit Spinat und Banane

Zutaten:

- 1 reife Banane
- 1 Handvoll frischer Spinat (ca. 30 g)
- 150 ml ungesüßte Mandelmilch
- 1 Esslöffel Chiasamen
- 1 Teelöffel Honig (optional)
- Eiswürfel nach Bedarf

Zubereitung:

1. Die Banane schälen und in Stücke schneiden.
2. Spinat gründlich waschen und abtropfen lassen.
3. Bananenstücke, Spinat, Mandelmilch, Chiasamen und Honig in den Mixer geben.
4. Eiswürfel hinzufügen, um den Smoothie kühler und erfrischender zu machen.
5. Alle Zutaten auf höchster Stufe mixen, bis der Smoothie glatt und cremig ist.
6. Sofort servieren, um die maximale Nährstoffaufnahme zu gewährleisten.

Portionsgröße: 1 großer Smoothie oder 2 kleine Smoothies

Nährwertinformationen pro Portion:

- Kalorien: ca. 180 kcal

- Eiweiß: 3 g

- Fett: 4 g

- Kohlenhydrate: 33 g (davon Zucker: 18 g)

- Ballaststoffe: 5 g

Zubereitungszeit:

- Vorbereitung: 5 Minuten

- Gesamtzeit: 5 Minuten

Eier und Spinatpfanne

Zutaten:

- 2 große Eier
- 200 g frischer Spinat
- 1 kleine Zwiebel, fein gewürfelt
- 1 Knoblauchzehe, fein gehackt
- 1 Esslöffel Olivenöl
- Salz und Pfeffer nach Geschmack
- Eine Prise Muskatnuss (optional)

Zubereitung:

1. Den Spinat gründlich waschen und abtropfen lassen.
2. In einer Pfanne das Olivenöl auf mittlerer Stufe erhitzen.
3. Zwiebel und Knoblauch hinzufügen und für etwa 2-3 Minuten anbraten, bis die Zwiebel glasig ist.
4. Den Spinat dazugeben und unter gelegentlichem Rühren 3-4 Minuten kochen lassen, bis er zusammenfällt.
5. Die Eier über dem Spinat aufschlagen, darauf achten, dass das Eigelb ganz bleibt.
6. Mit Salz, Pfeffer und einer Prise Muskatnuss würzen.
7. Den Deckel auf die Pfanne setzen und die Eier 4-5 Minuten garen, bis das Eiweiß fest ist, aber das Eigelb noch leicht flüssig ist.

Portionsgröße: 1 Portion

Nährwertangaben pro Portion:

- Kalorien: ca. 250 kcal
- Protein: 20 g
- Fett: 18 g
- Kohlenhydrate: 5 g

Kochzeit:

- Vorbereitungszeit: 5 Minuten
- Kochzeit: 10 Minuten
- Gesamtzeit: 15 Minuten

Hüttenkäse mit Pfirsichspalten

Zutaten:

- 150 g Hüttenkäse (Magerstufe)
- 1 großer Pfirsich, frisch und reif, in Spalten geschnitten
- Eine Prise Zimt (optional)
- Einige frische Minzblätter zur Dekoration (optional)

Zubereitung:

1. Den Pfirsich gründlich waschen und in dünne Spalten schneiden.
2. Den Hüttenkäse in eine kleine Schüssel geben.
3. Die Pfirsichspalten auf dem Hüttenkäse anrichten.
4. Optional eine Prise Zimt über das Gericht streuen, um einen süß-würzigen Geschmack zu geben.
5. Mit frischen Minzblättern garnieren für zusätzliche Frische.

Nährwertinformationen pro Portion:

- Kalorien: ca. 180 kcal
- Proteine: 20 g
- Fette: 2 g
- Kohlenhydrate: 18 g

Portionsgröße:

- Diese Zubereitung ergibt eine Portion.

Kochzeit:

- Vorbereitungszeit: ca. 5 Minuten
- Gesamtzeit: ca. 5 Minuten

Proteinpulver-Pancakes

Zutaten:

- 50 g Proteinpulver (vorzugsweise Geschmack neutral oder Vanille)
- 1 mittelgroßes Ei
- 50 ml Mandelmilch (oder eine andere Milchalternative)
- 1/2 Teelöffel Backpulver
- Eine Prise Salz
- Optional: 1 Teelöffel Stevia oder ein anderer Zuckerersatzstoff für zusätzliche Süße
- Optional: ein paar Tropfen Vanilleextrakt für mehr Geschmack

Anweisungen:

1. In einer mittelgroßen Schüssel das Proteinpulver, Backpulver und Salz gründlich vermischen.
2. In einer anderen Schüssel das Ei schlagen und die Mandelmilch sowie den Vanilleextrakt und den Süßstoff (falls verwendet) hinzufügen.
3. Die nassen Zutaten langsam zu den trockenen Zutaten geben und rühren, bis eine gleichmäßige Masse entsteht. Achten Sie darauf, nicht zu viel zu rühren, da dies die Pancakes zäh machen kann.

4. Eine Antihaftpfanne auf mittlerer Hitze erwärmen. Optional ein wenig Öl oder Butter verwenden, um ein Anhaften zu verhindern.

5. Etwa ein Viertel der Mischung für einen Pancake in die Pfanne geben und kochen, bis sich kleine Blasen auf der Oberfläche bilden. Dann wenden und auf der anderen Seite fertig backen. Wiederholen, bis der Teig aufgebraucht ist.

6. Die Pancakes warm servieren. Optional mit frischen Beeren, griechischem Joghurt oder einer kleinen Menge Ahornsirup garnieren.

Nährwertinformationen pro Portion:

- Kalorien: ca. 280 kcal
- Protein: 30 g
- Fette: 5 g
- Kohlenhydrate: 10 g (variiert je nach verwendetem Proteinpulver und Milch)

Portionsgröße: Ergibt 2 große Pancakes oder 4 kleine Pancakes

Kochzeit: Vorbereitungszeit ca. 5 Minuten, Kochzeit ca. 10 Minuten

Türkische Eier mit Joghurt

Zutaten:

- 2 große Eier
- 150 g griechischer Joghurt
- 1 kleine Knoblauchzehe, zerdrückt
- 1 EL Olivenöl
- 1 TL Pul Biber (türkische Paprikaflocken) oder Chiliflocken
- 1 TL frisch gehackte Minze
- Salz und Pfeffer zum Abschmecken
- 1 TL Butter
- 1 TL Essig

Anleitung:

1. In einem Topf Wasser zum Kochen bringen und Essig hinzufügen. Die Eier vorsichtig aufschlagen und einzeln in das siedende Wasser gleiten lassen. Für ein perfektes pochiertes Ei etwa 4 Minuten kochen lassen, bis das Eiweiß fest ist und das Eigelb noch flüssig.

2. Während die Eier pochieren, den griechischen Joghurt in eine Schüssel geben. Den zerdrückten Knoblauch hinzufügen und gut verrühren. Mit Salz und Pfeffer abschmecken.

3. Die Joghurtmischung auf zwei Teller verteilen. Sobald die Eier fertig sind, mit einer Schaumkelle vorsichtig herausheben und auf Küchenpapier abtropfen lassen.

4. Die Eier auf den Joghurt legen. In einer kleinen Pfanne die Butter schmelzen, das Olivenöl hinzufügen und die Paprikaflocken kurz darin anbraten, bis sie zu duften beginnen.

5. Das heiße Öl und die Butter vorsichtig über die Eier und den Joghurt träufeln. Mit frisch gehackter Minze garnieren.

Portionsgröße: 1 Portion

Nährwertangaben pro Portion:

- Kalorien: ca. 300 kcal
- Protein: 20 g
- Fett: 23 g
- Kohlenhydrate: 5 g

Zubereitungszeit: 20 Minuten

Kapitel 4: Mittagessen

Gegrillter Hähnchenbrustsalat

Zutaten:

- 2 Hähnchenbrüste (je ca. 150 g)
- 1 EL Olivenöl
- Salz und Pfeffer nach Geschmack
- Gemischte Blattsalate (Rucola, Spinat und Lollo Rosso)
- 10 Kirschtomaten, halbiert
- 1 Gurke, in Scheiben geschnitten
- 1 rote Paprika, in Streifen geschnitten
- 1 kleine rote Zwiebel, in dünne Ringe geschnitten
- 2 EL Balsamico-Essig
- 1 TL Senf
- 1 TL Honig

Anleitung:

1. Die Hähnchenbrüste mit Olivenöl bestreichen und mit Salz und Pfeffer würzen. Auf einem vorgeheizten Grill oder in einer Grillpfanne von jeder Seite 5-7 Minuten grillen, bis sie durchgegart sind. Anschließend abkühlen lassen und in Streifen schneiden.

2. In einer großen Salatschüssel die gemischten Blattsalate, Kirschtomaten, Gurkenscheiben, Paprikastreifen und rote Zwiebelringe vermischen.

3. Für das Dressing Balsamico-Essig, Senf und Honig in einer kleinen Schüssel verrühren. Das Dressing über den Salat gießen und gut vermengen.

4. Die gegrillten Hähnchenbruststreifen auf dem Salat anrichten.

Portionsgröße: Für 2 Personen

Nährwertinformationen pro Portion:

- Kalorien: ca. 350 kcal
- Protein: ca. 40 g
- Fett: ca. 15 g
- Kohlenhydrate: ca. 15 g

Kochzeit:

- Vorbereitungszeit: 10 Minuten
- Koch-/Grillzeit: 15 Minuten
- Gesamtzeit: 25 Minuten

Linsensuppe

Zutaten:

- 200 g grüne oder braune Linsen
- 1 große Zwiebel, gewürfelt
- 2 Karotten, gewürfelt
- 2 Stangen Sellerie, gewürfelt
- 2 Knoblauchzehen, fein gehackt
- 1 Lorbeerblatt
- 1 TL Kreuzkümmel
- 1/2 TL schwarzer Pfeffer
- 1 Liter Gemüsebrühe
- 2 EL Olivenöl
- Salz nach Geschmack
- Frischer Koriander oder Petersilie zum Garnieren

Zubereitung:

1. Die Linsen in einem Sieb unter fließendem Wasser gründlich waschen.
2. In einem großen Topf das Olivenöl erhitzen. Zwiebeln, Karotten und Sellerie dazugeben und bei mittlerer Hitze etwa 5 Minuten dünsten, bis die Zwiebeln glasig sind.
3. Knoblauch, Kreuzkümmel, schwarzen Pfeffer und das Lorbeerblatt hinzufügen und weitere 2 Minuten dünsten.

4. Die gewaschenen Linsen und die Gemüsebrühe in den Topf geben. Zum Kochen bringen, dann die Hitze reduzieren und die Suppe etwa 30 Minuten köcheln lassen, oder bis die Linsen weich sind.

5. Das Lorbeerblatt entfernen und die Suppe nach Bedarf mit einem Stabmixer leicht pürieren, um eine dickere Konsistenz zu erreichen. Mit Salz abschmecken.

6. Mit frischem Koriander oder Petersilie garnieren und servieren.

Nährwertinformationen pro Portion:

- Kalorien: ca. 230 kcal
- Proteine: 14 g
- Fette: 5 g
- Kohlenhydrate: 33 g
- Ballaststoffe: 16 g

Portionsgröße:

- Diese Rezeptmenge ergibt etwa 4 Portionen.

Kochzeit:

- Vorbereitungszeit: 10 Minuten
- Kochzeit: 40 Minuten
- Gesamtzeit: 50 Minuten

Thunfischsalat mit Olivenöl

Zutaten:

- 150 g Thunfisch im eigenen Saft, abgetropft
- 1 mittelgroße rote Zwiebel, fein gehackt
- 1 rote Paprika, gewürfelt
- 2 Esslöffel Kapern, abgespült
- 10 schwarze Oliven, entsteint und halbiert
- 2 Esslöffel natives Olivenöl extra
- Saft einer halben Zitrone
- Frischer Petersilie, gehackt
- Salz und Pfeffer nach Geschmack

Zubereitung:

1. In einer mittelgroßen Schüssel den abgetropften Thunfisch zerkleinern.
2. Rote Zwiebel, rote Paprika, Kapern und schwarze Oliven hinzufügen.
3. Olivenöl und Zitronensaft über die Zutaten gießen.
4. Alles gründlich vermischen, bis die Zutaten gleichmäßig mit dem Dressing bedeckt sind.
5. Mit Salz und Pfeffer abschmecken und mit frischer Petersilie garnieren.

6. Vor dem Servieren den Salat etwa 15 Minuten ziehen lassen, damit sich die Aromen verbinden.

Nährwertangaben pro Portion:

- Kalorien: ca. 290 kcal
- Protein: 25 g
- Fett: 18 g (davon gesättigte Fettsäuren: 3 g)
- Kohlenhydrate: 6 g
- Ballaststoffe: 2 g
- Zucker: 3 g

Portionsgröße: 1 Portion

Kochzeit: Ca. 10 Minuten

Zubereitungszeit: 15 Minuten

Gemüse-Stier-Fry mit Tofu

Zutaten:

- 200 g fester Tofu, in Würfel geschnitten
- 1 mittelgroße Karotte, in dünne Streifen geschnitten
- 1 rote Paprika, in dünne Streifen geschnitten
- 1 Zucchini, in dünne Streifen geschnitten
- 100 g Brokkoli, in kleine Röschen geteilt
- 1 kleine Zwiebel, gehackt
- 2 Knoblauchzehen, fein gehackt
- 2 EL Sojasauce (natriumarm)
- 1 TL Sesamöl
- 1 TL Ingwer, frisch gerieben
- Frische Korianderblätter zum Garnieren
- 1 TL Sesamsamen (optional)

Zubereitung:

1. Den Tofu trocken tupfen und in eine heiße, mit wenig Sesamöl bestrichene Pfanne geben. Unter gelegentlichem Wenden goldbraun anbraten, dann aus der Pfanne nehmen und beiseitestellen.
2. In der gleichen Pfanne die Zwiebeln und den Knoblauch bei mittlerer Hitze anbraten, bis sie glasig sind.

3. Karotten, Paprika, Zucchini und Brokkoli hinzufügen und unter ständigem Rühren einige Minuten braten, bis das Gemüse weich, aber noch bissfest ist.

4. Den Tofu zurück in die Pfanne geben. Sojasauce und Ingwer hinzufügen und alles gut vermischen. Weitere 2-3 Minuten kochen lassen, bis alles heiß und die Aromen gut verbunden sind.

5. Mit frischem Koriander und optional Sesamsamen garnieren.

Quinoa-Salat mit Kichererbsen

Zutaten:

- 100 g Quinoa
- 200 g Kichererbsen, gekocht oder aus der Dose
- 1 kleine rote Paprika, gewürfelt
- 1 kleine Gurke, gewürfelt
- 10 Kirschtomaten, halbiert
- 1 kleine rote Zwiebel, fein gehackt
- 2 EL frischer Koriander, gehackt
- 2 EL Olivenöl
- Saft von einer Limette
- Salz und Pfeffer nach Geschmack

Zubereitung:

1. Quinoa in einem feinen Sieb unter fließendem Wasser gründlich spülen, um die Bitterstoffe zu entfernen.
2. Quinoa in einen Topf geben, mit doppelter Menge Wasser bedecken, zum Kochen bringen und etwa 15 Minuten auf niedriger Stufe köcheln lassen, bis das Wasser absorbiert ist und der Quinoa weich ist.
3. Während der Quinoa kocht, die rote Paprika, Gurke, Kirschtomaten und rote Zwiebel in eine große Salatschüssel geben.

4. Die gekochten Kichererbsen abgießen und zu den Gemüsen in die Schüssel hinzufügen.

5. Die gekochte Quinoa abkühlen lassen und anschließend zu den Gemüsen und Kichererbsen in die Schüssel geben.

6. Olivenöl, Limettensaft, gehackten Koriander, Salz und Pfeffer hinzufügen und alles gut vermischen.

7. Den Salat vor dem Servieren mindestens 30 Minuten ziehen lassen, damit die Aromen sich entfalten können.

Nährwertangaben pro Portion:

- Kalorien: 240 kcal
- Protein: 9 g
- Fett: 7 g
- Kohlenhydrate: 35 g
- Ballaststoffe: 8 g

Portionsgröße:

- Ergibt etwa 4 Portionen

Kochzeit:

- Vorbereitungszeit: 10 Minuten
- Kochzeit: 15 Minuten
- Ruhezeit: 30 Minuten

Gebratener Lachs mit Brokkoli

Zutaten:

- 150 g Lachsfilet
- 200 g Brokkoli
- 1 Esslöffel Olivenöl
- Salz und Pfeffer zum Abschmecken
- 1 Teelöffel Zitronensaft
- 1 Knoblauchzehe, fein gehackt
- Optional: eine Prise Chiliflocken für etwas Schärfe

Zubereitung:

1. Den Brokkoli in Röschen schneiden und in einem Topf mit kochendem Wasser etwa 3-4 Minuten blanchieren. Anschließend abgießen und beiseitestellen.
2. Das Lachsfilet unter fließendem Wasser abspülen und trocken tupfen. Mit Salz und Pfeffer würzen.
3. In einer Pfanne das Olivenöl erhitzen. Den Knoblauch kurz anschwitzen, bis er aromatisch duftet.
4. Den Lachs in die Pfanne geben und auf mittlerer Hitze von jeder Seite etwa 3-4 Minuten braten, bis er schön knusprig und durchgegart ist.

5. Den Brokkoli hinzufügen und zusammen mit dem Lachs für weitere 2-3 Minuten braten, damit die Aromen sich verbinden.

6. Den Pfanneninhalt mit Zitronensaft beträufeln und gegebenenfalls mit Chiliflocken bestreuen.

Nährwertangaben pro Portion:

- Kalorien: ca. 350 kcal
- Proteine: 25 g
- Fette: 23 g
- Kohlenhydrate: 5 g

Portionsgröße:

- Die oben genannten Zutaten sind für 1 Portion berechnet.

Kochzeit:

- Die Gesamtkochzeit beträgt etwa 15 Minuten.

Rindfleisch-Chili ohne Bohnen

Zutaten:

- 500 g mageres Rindfleisch, gewürfelt
- 2 große Zwiebeln, gewürfelt
- 3 Knoblauchzehen, fein gehackt
- 2 großen roten Paprikas, gewürfelt
- 400 g gehackte Tomaten aus der Dose
- 2 EL Tomatenmark
- 1 EL Chilipulver
- 1 TL Kreuzkümmel, gemahlen
- 1/2 TL Paprikapulver
- Salz und frisch gemahlener schwarzer Pfeffer nach Geschmack
- Frischer Koriander, zum Garnieren
- 1 EL Olivenöl

Zubereitung:

1. Das Olivenöl in einem großen Topf bei mittlerer Hitze erhitzen.
2. Die Zwiebeln und Knoblauch hinzufügen und 2-3 Minuten anbraten, bis sie weich werden.
3. Das Rindfleisch hinzufügen und weiterbraten, bis es rundum braun ist.

4. Paprika, Tomatenmark, gehackte Tomaten, Chilipulver, Kreuzkümmel und Paprikapulver einrühren. Gut umrühren, um alles zu vermischen.

5. Mit Salz und Pfeffer würzen und zum Kochen bringen.

6. Die Hitze reduzieren und das Chili etwa 45 Minuten langsam köcheln lassen, bis das Fleisch zart und die Sauce dickflüssig ist.

7. Vor dem Servieren mit frischem Koriander garnieren.

Nährwertinformationen pro Portion:

- Kalorien: 290 kcal
- Protein: 26 g
- Fett: 15 g
- Kohlenhydrate: 12 g
- Ballaststoffe: 3 g

Portionsgröße:

- Dieses Rezept ergibt etwa 4 Portionen.

Kochzeit:

- Gesamte Kochzeit: ca. 60 Minuten (Vorbereitung: 15 Minuten, Kochen: 45 Minuten)

Gemüse Omelett

Zutaten:

- 2 große Eier
- 50 ml Milch (fettarm)
- 1/2 rote Paprika, gewürfelt
- 1/2 kleine Zwiebel, gewürfelt
- 1 Handvoll frischer Spinat, grob gehackt
- 4 Cherrytomaten, halbiert
- 1 kleine Zucchini, in dünne Scheiben geschnitten
- 1 TL Olivenöl
- Salz und Pfeffer nach Geschmack
- Optional: frische Kräuter wie Petersilie oder Schnittlauch

Anleitung:

1. Das Olivenöl in einer Pfanne auf mittlerer Hitze erhitzen.
2. Zwiebel, Paprika und Zucchini hinzufügen und für etwa 5 Minuten anbraten, bis sie weich sind.
3. Spinat und Tomaten dazugeben und weiter kochen lassen, bis der Spinat welk geworden ist.
4. In einer Schüssel die Eier mit der Milch, Salz und Pfeffer verquirlen.
5. Die Eiermischung gleichmäßig über das Gemüse in der Pfanne gießen.

6. Das Omelett 4-5 Minuten stocken lassen, dann vorsichtig umdrehen und weitere 3-4 Minuten garen, bis die Eier vollständig gestockt sind.

7. Mit frischen Kräutern garnieren und sofort servieren.

Portionsgröße:

- Für 1 Person

Nährwertangaben pro Portion:

- Energie: ca. 250 kcal

- Protein: 14 g

- Fett: 18 g (davon gesättigte Fettsäuren: 4 g)

- Kohlenhydrate: 8 g

- Ballaststoffe: 2 g

Kochzeit:

- Vorbereitungszeit: 10 Minuten

- Kochzeit: 15 Minuten

- Gesamtzeit: 25 Minuten

Kabeljau mit mediterranem Gemüse

Zutaten:

- 4 Kabeljaufilets (je etwa 150 g)
- 2 Zucchini, in Scheiben geschnitten
- 1 Aubergine, gewürfelt
- 2 rote Paprikaschoten, in Streifen geschnitten
- 1 gelbe Paprikaschote, in Streifen geschnitten
- 250 g Kirschtomaten, halbiert
- 3 Knoblauchzehen, fein gehackt
- 2 EL Olivenöl
- Frischer Thymian
- Salz und Pfeffer nach Geschmack
- Frisches Basilikum zum Garnieren

Zubereitung:

1. Den Ofen auf 200°C vorheizen.
2. Das Gemüse (Zucchini, Aubergine, rote und gelbe Paprika) in einer großen Schüssel mit Olivenöl, Knoblauch, Thymian, Salz und Pfeffer vermischen.
3. Das gewürzte Gemüse auf ein Backblech geben und im vorgeheizten Ofen etwa 15 Minuten backen, bis es fast weich ist.

4. Die Kabeljaufilets salzen und pfeffern und auf das vorgegarte Gemüse legen. Die Kirschtomaten über den Fisch streuen.

5. Alles weitere 10-12 Minuten backen, oder bis den Fisch vollständig gegart und das Gemüse weich ist.

6. Vor dem Servieren mit frischem Basilikum garnieren.

Nährwertangaben pro Portion:

- Kalorien: ca. 240
- Proteine: 27 g
- Fett: 8 g
- Kohlenhydrate: 15 g

Portionsgröße: 1 Kabeljaufilet mit Gemüse

Kochzeit: Gesamt ca. 25-27 Minuten

Tomaten-Basilikum-Zoodles

Zutaten:

- 2 mittelgroße Zucchini, spiralförmig geschnitten oder zu Zoodles verarbeitet
- 2 Tassen Kirschtomaten, halbiert
- 2 Knoblauchzehen, fein gehackt
- 1/4 Tasse frisches Basilikum, grob gehackt
- 2 Esslöffel Olivenöl
- Salz und frisch gemahlener schwarzer Pfeffer nach Geschmack
- Optional: frischer Parmesan, gerieben

Anleitung:

1. Erhitzen Sie das Olivenöl in einer großen Pfanne über mittlerer Hitze.
2. Fügen Sie den gehackten Knoblauch hinzu und sautieren Sie ihn für etwa 1 Minute, bis er duftend ist.
3. Geben Sie die halbierten Kirschtomaten in die Pfanne und kochen Sie sie etwa 3-4 Minuten lang, bis sie weich werden.
4. Fügen Sie die Zoodles hinzu und kochen Sie alles zusammen für weitere 3-4 Minuten, dabei gelegentlich umrühren, bis die Zoodles erwärmt sind und leicht weicher geworden sind, aber noch Biss haben.

5. Vom Herd nehmen und das frische Basilikum unterrühren. Mit Salz und Pfeffer abschmecken.

6. Optional können Sie vor dem Servieren frischen Parmesan über die Zoodles streuen.

Portionsgröße: Für 2 Personen

Nährwertangaben pro Portion:

- Kalorien: ca. 190 kcal
- Proteine: 3 g
- Fette: 14 g (gesunde Fette aus Olivenöl)
- Kohlenhydrate: 14 g (überwiegend aus Gemüse)

Zubereitungszeit: Vorbereitung: 10 Minuten, Kochen: 8 Minuten

Gesamtzeit: 18 Minuten

Kapitel 5: Abendessen

Garnelen und Spargel

Zutaten:

- 200 g frische Garnelen, geschält und entdarmt
- 300 g grüner Spargel, Enden abgeschnitten
- 1 Esslöffel Olivenöl
- 2 Knoblauchzehen, fein gehackt
- Saft einer halben Zitrone
- Salz und frisch gemahlener schwarzer Pfeffer
- Einige Blätter frisches Basilikum, zur Garnierung

Zubereitung:

1. Den Spargel waschen und die holzigen Enden abschneiden. Den Spargel in etwa 5 cm lange Stücke schneiden.

2. In einer großen Pfanne das Olivenöl bei mittlerer Hitze erhitzen.

3. Den gehackten Knoblauch hinzufügen und kurz anbraten, bis er aromatisch wird.

4. Die Spargelstücke in die Pfanne geben und etwa 3-4 Minuten braten, bis sie gerade weich werden.

5. Die Garnelen hinzufügen und zusammen mit dem Spargel kochen, bis die Garnelen rosa und vollständig gegart sind, etwa 3-5 Minuten, je nach Größe der Garnelen.

6. Mit Zitronensaft, Salz und Pfeffer abschmecken.

7. Vom Herd nehmen und mit frischem Basilikum garnieren.

Portionsgröße: Dieses Rezept ergibt etwa 2 Portionen.

Nährwertangaben pro Portion:

- Kalorien: 200 kcal

- Eiweiß: 24 g

- Fett: 8 g

- Kohlenhydrate: 5 g

- Ballaststoffe: 2 g

Kochzeit: Die Gesamtkochzeit beträgt ungefähr 10-15 Minuten.

Truthahn und Süßkartoffelpüree

Zutaten:

- 500 g Truthahnbrustfilet
- 2 große Süßkartoffeln
- 1 EL Olivenöl
- Salz und Pfeffer nach Geschmack
- 1/2 TL gemahlener Zimt
- 1/4 TL Muskatnuss
- Frische Kräuter (z.B. Rosmarin oder Thymian)

Anweisungen:

1. Den Ofen auf 180 Grad Celsius vorheizen.
2. Die Süßkartoffeln schälen und in große Stücke schneiden. In einem Topf mit Wasser bedecken, zum Kochen bringen und etwa 20 Minuten kochen lassen, bis sie weich sind.
3. Während die Süßkartoffeln kochen, das Truthahnbrustfilet mit Olivenöl bestreichen und mit Salz und Pfeffer würzen. Auf ein Backblech legen und frische Kräuter darüber streuen.
4. Das Truthahnbrustfilet im vorgeheizten Ofen etwa 25-30 Minuten backen, bis es vollständig durchgegart ist. Die Kerntemperatur sollte mindestens 74 Grad Celsius betragen.
5. Die gekochten Süßkartoffeln abgießen und zurück in den Topf geben. Zimt, Muskatnuss und eine Prise Salz hinzufügen. Mit einem Kartoffelstampfer oder einem Mixer pürieren, bis eine glatte Konsistenz erreicht ist.

6. Das Truthahnbrustfilet aus dem Ofen nehmen und vor dem Schneiden einige Minuten ruhen lassen.

7. Den Truthahn in Scheiben schneiden und zusammen mit dem Süßkartoffelpüree servieren.

Portionsgröße:

- Das Rezept ergibt etwa 4 Portionen.

Nährwertinformationen pro Portion:

- Kalorien: ca. 320 kcal

- Proteine: 30 g

- Kohlenhydrate: 35 g

- Fette: 5 g

- Ballaststoffe: 5 g

Kochzeit:

- Vorbereitungszeit: 10 Minuten

- Kochzeit: 50 Minuten

- Gesamtzeit: 60 Minuten

Auberginenlasagne

Zutaten:

- 2 große Auberginen, in dünne Scheiben geschnitten
- 500 g mageres Rinderhackfleisch oder Putenhackfleisch
- 1 Zwiebel, fein gehackt
- 2 Knoblauchzehen, gehackt
- 800 g gehackte Tomaten aus der Dose
- 200 g fettarmer Ricotta
- 100 g geriebener Parmesan
- 200 g fettarmer Mozzarella, gerieben
- Frische Basilikumblätter
- Salz und Pfeffer
- Olivenöl

Zubereitung:

1. Den Ofen auf 190°C vorheizen. Auberginenscheiben leicht salzen und etwa 10 Minuten ruhen lassen, um überschüssige Feuchtigkeit zu ziehen. Anschließend abtupfen und auf einem mit Backpapier belegten Backblech auslegen. Mit etwas Olivenöl beträufeln und im Ofen ca. 15 Minuten vorbacken, bis sie weich sind.

2. Währenddessen in einer Pfanne das Hackfleisch mit der Zwiebel und dem Knoblauch anbraten, bis das Fleisch braun und die Zwiebeln transparent sind. Die gehackten Tomaten

hinzufügen, mit Salz und Pfeffer würzen und etwa 20 Minuten köcheln lassen.

3. Eine Auflaufform leicht ölen. Eine Schicht Auberginen in die Form legen, darauf eine Schicht der Fleischsauce, dann Ricotta und Mozzarella. Diesen Vorgang wiederholen, bis alle Zutaten verbraucht sind, wobei die oberste Schicht aus Mozzarella und Parmesan bestehen sollte.

4. Die Lasagne für etwa 30 Minuten backen, bis die Oberfläche goldbraun und hubbelig ist. Vor dem Servieren einige Minuten ruhen lassen und mit frischen Basilikumblättern garnieren.

Nährwertangaben pro Portion:

- Kalorien: ca. 350
- Eiweiß: 26 g
- Fett: 18 g (davon gesättigte Fettsäuren: 8 g)
- Kohlenhydrate: 15 g
- Ballaststoffe: 5 g

Portionsgröße: Für 4 Personen

Kochzeit: Zubereitungszeit ca. 20 Minuten, Koch-/Backzeit ca. 75 Minuten

Rote-Bete-Salat mit Ziegenkäse

Zutaten:

- 3 mittelgroße Rote Bete, geschält und gewürfelt
- 100g Ziegenkäse, zerkrümelt
- 2 EL Olivenöl
- 1 EL Balsamico-Essig
- Ein kleiner Bund frischer Thymian
- Salz und schwarzer Pfeffer nach Geschmack
- Einige Walnusskerne, grob gehackt (optional)
- Frischer Rucola oder gemischte Salatblätter zum Servieren

Zubereitung:

1. Die Rote Bete in einem Topf mit Wasser bedecken und zum Kochen bringen. Bei mittlerer Hitze 20-30 Minuten kochen lassen, bis sie weich sind. Anschließend abgießen und abkühlen lassen.

2. In einer großen Schüssel das Olivenöl, den Balsamico-Essig und frischen Thymian vermischen. Mit Salz und Pfeffer abschmecken.

3. Die gekochte Rote Bete in die Schüssel geben und gut mit dem Dressing mischen.

4. Den Salat auf Teller verteilen, den zerkrümelten Ziegenkäse und die gehackten Walnüsse darüber streuen.

5. Optional den Salat auf einem Bett aus frischem Rucola oder gemischten Salatblättern anrichten.

Nährwertangaben pro Portion:

- Kalorien: ca. 220 kcal
- Proteine: 7 g
- Fette: 15 g (davon gesättigte Fettsäuren: 5 g)
- Kohlenhydrate: 13 g (davon Zucker: 9 g)
- Ballaststoffe: 3 g

Portionsgröße:

- Für 2 Personen

Kochzeit:

- Vorbereitungszeit: 10 Minuten
- Kochzeit: 30 Minuten

Gegrilltes Steak mit grünen Bohnen

Zutaten:

- 150 g Rindersteak (mager)
- 200 g grüne Bohnen
- 1 Esslöffel Olivenöl
- Salz und Pfeffer nach Geschmack
- 1 Knoblauchzehe, fein gehackt
- 1 Teelöffel frischer Thymian oder Rosmarin

Zubereitung:

1. Das Rindersteak mit Salz und Pfeffer würzen. Lassen Sie das Steak etwa 15 Minuten bei Zimmertemperatur ruhen, damit die Gewürze einziehen können.

2. In der Zwischenzeit die grünen Bohnen putzen und in leicht gesalzenem Wasser etwa 4-5 Minuten blanchieren, bis sie gerade zart sind, aber noch Biss haben. Anschließend in Eiswasser abschrecken, um den Kochprozess zu stoppen.

3. Eine Grillpfanne auf hohe Temperatur erhitzen und das Olivenöl hinzufügen. Das Steak von beiden Seiten je 3-4 Minuten für ein Medium Rare garen. Die genaue Zeit kann je nach Dicke des Steaks variieren.

4. Das Steak aus der Pfanne nehmen und einige Minuten ruhen lassen, damit sich die Säfte gleichmäßig verteilen können.

5. In derselben Pfanne die grünen Bohnen mit dem gehackten Knoblauch und Thymian oder Rosmarin kurz anbraten, bis sie aromatisch sind.

6. Die Bohnen mit dem Steak servieren.

Portionsgröße: Für 1 Person

Nährwertangaben pro Portion:

- Kalorien: ca. 350 kcal

- Proteine: 35 g

- Fett: 20 g (davon gesättigte Fettsäuren: 4 g)

- Kohlenhydrate: 8 g

- Ballaststoffe: 4 g

Kochzeit:

- Vorbereitungszeit: 20 Minuten

- Kochzeit: 10 Minuten

- Gesamtzeit: 30 Minuten

Zucchini-Nudeln mit Bolognesen

Zutaten:

- 4 große Zucchini
- 500 g mageres Rinderhackfleisch
- 1 mittelgroße Zwiebel, fein gewürfelt
- 2 Knoblauchzehen, fein gehackt
- 400 g gehackte Tomaten aus der Dose
- 2 EL Tomatenmark
- 1 TL getrockneter Oregano
- 1 TL getrocknetes Basilikum
- Salz und Pfeffer nach Geschmack
- 1 EL Olivenöl
- Frisches Basilikum zum Garnieren

Zubereitung:

1. Die Zucchini waschen und mit einem Spiralschneider zu Nudeln verarbeiten. Beiseitestellen.

2. In einer großen Pfanne das Olivenöl erhitzen. Zwiebeln und Knoblauch darin anbraten, bis sie glasig sind.

3. Das Rinderhackfleisch hinzufügen und bei mittlerer Hitze kochen, bis es vollständig gebräunt ist.

4. Tomatenmark, gehackte Tomaten, Oregano und Basilikum einrühren. Mit Salz und Pfeffer würzen. Die Sauce bei niedriger Hitze 20 Minuten köcheln lassen, gelegentlich umrühren.

5. Während der Bolognese köchelt, die Zucchininudeln in einer separaten Pfanne 2-3 Minuten anbraten, bis sie erwärmt sind aber noch Biss haben.

6. Die Zucchininudeln auf Tellern anrichten und der Bolognese darüber geben. Mit frischem Basilikum garnieren.

Portionsgröße: Für 4 Personen

Nährwertangaben pro Portion:

- Kalorien: 320 kcal
- Eiweiß: 26 g
- Fett: 18 g
- Kohlenhydrate: 12 g
- Ballaststoffe: 3 g

Kochzeit:

- Vorbereitungszeit: 15 Minuten
- Kochzeit: 30 Minuten
- Gesamtzeit: 45 Minuten

Gegrillter Kabeljau mit Spinat

Zutaten:

- 4 Kabeljaufilets (je ca. 150 g)
- 2 EL Olivenöl
- Saft einer halben Zitrone
- 1 TL gehackter Knoblauch
- Salz und Pfeffer nach Geschmack
- 400 g frischer Spinat
- 1 kleine Zwiebel, gewürfelt
- 1/4 TL geriebene Muskatnuss

Zubereitung:

1. Den Ofen auf 200 Grad Celsius vorheizen. Ein Backblech mit etwas Olivenöl leicht einfetten.

2. Die Kabeljaufilets unter kaltem Wasser abspülen und trocken tupfen. In einer kleinen Schüssel Olivenöl, Zitronensaft, Knoblauch, Salz und Pfeffer vermischen.

3. Die Kabeljaufilets auf das vorbereitete Backblech legen und mit der Olivenöl-Zitronenmischung gleichmäßig bestreichen.

4. Die Filets im vorgeheizten Ofen etwa 12 bis 15 Minuten garen, oder bis den Fisch leicht mit einer Gabel zerteilt werden kann.

5. Während der Fisch gart, das restliche Olivenöl in einer großen Pfanne erhitzen. Zwiebeln hinzufügen und glasig dünsten.

6. Spinat hinzufügen und unter gelegentlichem Rühren zusammenfallen lassen. Mit Salz, Pfeffer und Muskatnuss würzen.

7. Den gegarten Spinat auf Teller verteilen und je ein Kabeljaufilet darauf anrichten.

Nährwertangaben pro Portion:

- Kalorien: ca. 220 kcal
- Eiweiß: 28 g
- Fett: 10 g
- Kohlenhydrate: 3 g

Portionsgröße: 1 Kabeljaufilet mit Spinat

Kochzeit: 12-15 Minuten

Gesamtzeit: Ca. 25 Minuten

Putenbrust mit gedämpftem Gemüse

Zutaten:

- 200 g Putenbrust
- 150 g Brokkoli
- 100 g Karotten
- 50 g Zucchini
- Salz und Pfeffer nach Geschmack
- 1 TL Olivenöl
- Frische Kräuter (zum Beispiel Petersilie oder Thymian) für das Garnieren

Zubereitung:

1. Die Putenbrust abspülen und trocken tupfen. Mit Salz und Pfeffer würzen.
2. Eine Pfanne auf mittlerer Hitze erwärmen und das Olivenöl hinzufügen.
3. Die Putenbrust in die Pfanne legen und von jeder Seite etwa 5-7 Minuten braten, bis sie schön gebräunt und durchgegart ist.
4. Während die Putenbrust kocht, das Gemüse waschen. Brokkoli in Röschen schneiden, Karotten und Zucchini in dünne Scheiben schneiden.
5. Das Gemüse in einen Dampfgarer geben und etwa 5-8 Minuten dämpfen, bis es weich, aber noch bissfest ist.

6. Die gekochte Putenbrust aus der Pfanne nehmen und kurz ruhen lassen, dann in Scheiben schneiden.

7. Das gedämpfte Gemüse auf einem Teller anrichten, die geschnittene Putenbrust darauflegen und mit frischen Kräutern garnieren.

Nährwertangaben pro Portion:

- Kalorien: ca. 250 kcal
- Protein: 35 g
- Kohlenhydrate: 10 g
- Fette: 7 g

Portionsgröße: 1 Portion

Kochzeit: Vorbereitung ca. 10 Minuten, Kochzeit ca. 15 Minuten

Vegetarische Kichererbsen-Curry

Zutaten:

- 1 Dose Kichererbsen (400g), abgespült und abgetropft
- 1 große Zwiebel, gewürfelt
- 2 Knoblauchzehen, fein gehackt
- 1 Stück Ingwer (ca. 2 cm), fein gerieben
- 1 rote Paprika, gewürfelt
- 200 g frischer Spinat, gewaschen
- 400 ml Kokosmilch (leichte Variante)
- 2 EL Tomatenmark
- 1 TL Kurkuma
- 1 TL gemahlener Kreuzkümmel
- 1 TL Garam Masala
- 1/2 TL Chilipulver (optional)
- 2 EL Pflanzenöl
- Salz und frisch gemahlener schwarzer Pfeffer
- Frischer Koriander zum Garnieren
- Saft einer halben Limette

Anweisungen:

1. In einem großen Topf das Öl auf mittlerer Hitze erhitzen. Zwiebeln, Knoblauch und Ingwer hinzufügen und für etwa 5 Minuten sautieren, bis die Zwiebeln glasig sind.

2. Paprika, Kurkuma, Kreuzkümmel, Garam Masala und Chilipulver hinzufügen und weitere 2 Minuten kochen, dabei

ständig rühren, um die Gewürze zu rösten und ihre Aromen freizusetzen.

3. Tomatenmark und Kokosmilch einrühren und zum Kochen bringen. Die Kichererbsen hinzufügen und alles gut vermischen.

4. Die Hitze reduzieren und das Curry 20 Minuten leicht köcheln lassen, damit die Aromen sich entfalten können.

5. Den Spinat hinzufügen und weiterköcheln lassen, bis er welk ist, etwa 3 Minuten.

6. Mit Salz, Pfeffer und Limettensaft abschmecken. Vor dem Servieren mit frischem Koriander garnieren.

Nährwertangaben pro Portion:

- Kalorien: ca. 295 kcal
- Protein: 9 g
- Fett: 15 g
- Kohlenhydrate: 29 g
- Ballaststoffe: 8 g

Portionsgröße:

- Das Rezept ergibt etwa 4 Portionen.

Kochzeit:

- Gesamtzeit: ca. 35 Minuten

Gegrillte Forelle mit Salat

Zutaten:

- 1 ganze Forelle, ausgenommen und geschuppt
- 1 Zitrone, in Scheiben geschnitten
- 2 Zweige frischer Rosmarin
- 1 Knoblauchzehe, fein gehackt
- Salz und Pfeffer nach Geschmack
- 2 Esslöffel Olivenöl
- 150 g gemischter Blattsalat (Rucola, Spinat und Lollo Rosso)
- 50 g Kirschtomaten, halbiert
- 1 kleine rote Zwiebel, in dünne Scheiben geschnitten
- 1 Esslöffel Balsamico-Essig

Zubereitung:

1. Den Grill vorheizen. Die Forelle innen und außen unter kaltem Wasser abspülen und trocken tupfen.
2. Die Bauchhöhle der Forelle mit Rosmarinzweigen, Knoblauch und einigen Zitronenscheiben füllen. Die restlichen Zitronenscheiben können zum Garnieren beiseitegelegt werden.
3. Die Forelle außen mit Olivenöl bestreichen und nach Geschmack salzen und pfeffern.
4. Die Forelle auf den heißen Grill legen und je Seite etwa 4-5 Minuten grillen, bis die Haut knusprig und das Fleisch durchgegart ist.

5. Während die Forelle grillt, den gemischten Salat, die halbierten Kirschtomaten und die rote Zwiebel in einer Schüssel vermengen. Mit Balsamico-Essig, dem restlichen Olivenöl, Salz und Pfeffer abschmecken.

6. Den fertig gegrillten Fisch auf eine Platte legen und mit den restlichen Zitronenscheiben garnieren.

7. Den Salat auf Tellern anrichten und die gegrillte Forelle darauf servieren.

Portionsgröße: Für 1 Person

Kochzeit: Vorbereitungszeit ca. 10 Minuten, Grillzeit ca. 10 Minuten

Nährwertinformationen pro Portion:

- Kalorien: ca. 350 kcal

- Proteine: ca. 38 g

- Fette: ca. 20 g (davon gesättigte Fettsäuren ca. 3 g)

- Kohlenhydrate: ca. 5 g

- Ballaststoffe: ca. 2 g

Kapitel 6: Snacks

Zutaten:

- 2 Karotten
- 1 Gurke
- 1 rote Paprika
- 200 g Kichererbsen (konserviert, abgetropft)
- 1 Knoblauchzehe, fein gehackt
- 2 EL Tahiti (Sesampaste)
- Saft von 1/2 Zitrone
- 2 EL Olivenöl
- Salz und Pfeffer zum Abschmecken
- 1 TL Paprikapulver
- Frische Kräuter (optional, zum Garnieren)

Zubereitung:

1. Das Gemüse gründlich waschen. Karotten und Gurke schälen und zusammen mit der roten Paprika in lange, dünne Sticks schneiden.

2. Für den Hummus die Kichererbsen in ein Sieb geben, gründlich abspülen und abtropfen lassen. Die abgetropften Kichererbsen zusammen mit Knoblauch, Tahiti, Zitronensaft

und Olivenöl in einen Mixer oder eine Küchenmaschine geben.

3. Die Zutaten zu einer gleichmäßigen Masse pürieren. Falls der Hummus zu dick ist, ein wenig Wasser hinzufügen, um die gewünschte Konsistenz zu erreichen. Mit Salz, Pfeffer und Paprikapulver abschmecken.

4. Den Hummus in eine Schüssel geben und mit Olivenöl beträufeln. Nach Belieben mit Paprikapulver bestreuen und mit frischen Kräutern garnieren.

5. Die Gemüsesticks auf einem Teller anrichten und zusammen mit dem Hummus servieren.

Portionsgröße: Für 2 Personen

Nährwertinformation (pro Portion):

- Kalorien: 275 kcal
- Protein: 8 g
- Fette: 15 g
- Kohlenhydrate: 28 g
- Ballaststoffe: 7 g

Zubereitungszeit: 10 Minuten

Gesamtzeit: 15 Minuten

Mandeln

Zutaten:

- 200 g rohe Mandeln
- 1 Esslöffel Olivenöl
- 1/2 Teelöffel fein gemahlenes Meersalz
- 1 Teelöffel frisch gehackter Rosmarin

Anleitung:

1. Den Ofen auf 180 Grad Celsius vorheizen.
2. Die Mandeln in eine Schüssel geben und das Olivenöl darüber verteilen. Gut umrühren, damit alle Mandeln leicht mit Öl bedeckt sind.
3. Den gehackten Rosmarin und das Meersalz hinzufügen und erneut umrühren, bis die Gewürze gleichmäßig verteilt sind.
4. Ein Backblech mit Backpapier auslegen und die Mandeln gleichmäßig darauf verteilen.
5. Die Mandeln für 10 bis 15 Minuten im Ofen rösten, bis sie goldbraun und duftend sind. Halbzeit einmal wenden, um gleichmäßiges Rösten zu gewährleisten.
6. Aus dem Ofen nehmen und vollständig abkühlen lassen. Dies hilft, die Knausrigkeit der Mandeln zu erhöhen.

Nährwertangaben pro Portion:

- Kalorien: ca. 170 kcal
- Protein: 6 g
- Fett: 15 g (davon gesättigte Fettsäuren: 1 g)

- Kohlenhydrate: 6 g (davon Zucker: 1 g)
- Ballaststoffe: 3 g

Portionsgröße:

- 30 g (ca. eine Handvoll)

Kochzeit:

- Vorbereitungszeit: 5 Minuten
- Koch-/Backzeit: 15 Minuten

Griechischer Joghurt

Zutaten:

- 150 g griechischer Joghurt (fettarm)
- 50 g frische Beeren (Himbeeren, Blaubeeren, Erdbeeren)
- 1 Esslöffel Chiasamen
- 1 Teelöffel Honig (optional)

Zubereitung:

1. Die Beeren waschen und bei Bedarf klein schneiden. Erdbeeren beispielsweise vierteln, damit sie leichter zu essen sind.
2. Den griechischen Joghurt in eine Schüssel geben.
3. Die frischen Beeren und Chiasamen über den Joghurt streuen.
4. Falls verwendet, den Honig über die Früchte und den Joghurt träufeln.
5. Alles vorsichtig umrühren, um die Beeren, Chiasamen und den Honig gleichmäßig zu verteilen.

Nährwertangaben pro Portion:

- Kalorien: ca. 180 kcal
- Protein: 15 g
- Fett: 4 g
- Kohlenhydrate: 18 g (inklusive 8 g Ballaststoffe)

Portionsgröße: 1 Portion

Zubereitungszeit: 5 Minuten

Rohkost mit Guacamole

Zutaten:

- 2 reife Avocados
- 1 kleine rote Zwiebel, fein gewürfelt
- 1 Tomate, entkernt und gewürfelt
- 1 Knoblauchzehe, fein gehackt
- Saft von 1 Limette
- Eine Handvoll frischer Koriander, gehackt
- Salz und Pfeffer nach Geschmack
- Verschiedene Rohkostgemüse wie Karotten, Gurken, Paprika und Sellerie, in Streifen geschnitten

Zubereitung:

1. Die Avocados halbieren, den Kern entfernen und das Fruchtfleisch mit einem Löffel aus der Schale lösen. Das Avocadofleisch in einer Schüssel mit einer Gabel zerdrücken.
2. Zwiebel, Tomate, Knoblauch, Limettensaft und Koriander hinzufügen. Mit Salz und Pfeffer abschmecken und alles gut vermischen.
3. Die Guacamole in eine Servierschüssel geben und mit den Gemüsestreifen umgeben. Sofort servieren, um zu verhindern, dass die Guacamole braun wird.

Nährwertangaben pro Portion:

- Kalorien: 150
- Fett: 12g (gesättigt: 2g, ungesättigt: 10g)

- Kohlenhydrate: 10g
- Ballaststoffe: 7g
- Protein: 2g

Portionsgröße:

- Diese Menge reicht für 4 Portionen.

Zubereitungszeit:

- Vorbereitung: 10 Minuten
- Gesamt: 10 Minuten

Käsewürfel

Zutaten:

- 200 g fettarmer Käse (z.B. Gouda oder Edamer)
- 30 g ungesalzene Mandeln, grob gehackt
- 1 EL getrocknete Kräuter (Thymian, Oregano, Basilikum)
- 1 TL Olivenöl
- Eine Prise schwarzer Pfeffer

Zubereitung:

1. Den Käse in gleichmäßige Würfel schneiden, etwa 2 cm groß.
2. In einer kleinen Schüssel das Olivenöl mit den getrockneten Kräutern und dem schwarzen Pfeffer vermischen.
3. Die Käsewürfel in die Öl-Kräutermischung geben und vorsichtig umrühren, bis alle Würfel gleichmäßig bedeckt sind.
4. Die Mandeln hinzufügen und erneut umrühren, bis alles gut vermischt ist.
5. Die Käsewürfel auf einem Teller anrichten und vor dem Servieren kurz im Kühlschrank fest werden lassen, etwa 30 Minuten.

Nährwertangaben pro Portion:

- Kalorien: 150 kcal
- Eiweiß: 12 g
- Fett: 10 g
- Kohlenhydrate: 2 g

Portionsgröße: 4 Portionen

Zubereitungszeit: 10 Minuten

Kühlzeit: 30 Minuten

Proteinriegel

Zutaten:

- 200 g Haferflocken
- 100 g Protein-Pulver (vorzugsweise aus Weh oder einer pflanzlichen Alternative wie Erbsenprotein)
- 50 g gemischte Nüsse, grob gehackt
- 50 g Kürbiskerne
- 3 EL Chiasamen
- 100 g dunkle Schokolade (mindestens 70% Kakaoanteil), geschmolzen
- 2 EL Kokosöl
- 100 ml Mandelmilch (ungesüßt)
- 3 EL Honig oder ein anderer natürlicher Süßstoff

Zubereitung:

1. Den Backofen auf 175 °C vorheizen.
2. Eine Backform mit Backpapier auslegen.
3. In einer großen Schüssel Haferflocken, Protein-Pulver, Nüsse, Kürbiskerne und Chiasamen vermischen.
4. In einem kleinen Topf das Kokosöl, die Mandelmilch und den Honig leicht erwärmen, bis alles gut vermischt und das Kokosöl geschmolzen ist.
5. Die flüssigen Zutaten über die trockenen geben und gut umrühren, bis eine einheitliche Masse entsteht.

6. Die Masse in die vorbereitete Backform geben und gleichmäßig verteilen.

7. Die Schokolade über einem Wasserbad schmelzen und gleichmäßig über der Masse verteilen.

8. Die Form in den Ofen geben und etwa 15-20 Minuten backen, bis die Riegel fest sind.

9. Nach dem Backen komplett abkühlen lassen, bevor die Masse in Riegel geschnitten wird.

Nährwertangaben pro Riegel:

- Energie: ca. 200 kcal
- Protein: ca. 10 g
- Kohlenhydrate: ca. 18 g
- Fett: ca. 10 g

Portionsgröße:

- Dieses Rezept ergibt etwa 12 Riegel.

Zubereitungszeit:

- Vorbereitung: 10 Minuten
- Koch-/Backzeit: 20 Minuten
- Gesamtzeit: 30 Minuten

Cottage Cheese mit Himbeeren

Zutaten:

- 150 g Hüttenkäse (Cottage Cheese)
- 100 g frische Himbeeren
- Ein Teelöffel Honig (optional)
- Einige Minzblätter zur Garnierung (optional)

Zubereitung:

1. Den Hüttenkäse in eine kleine Schüssel geben.
2. Die frischen Himbeeren vorsichtig waschen und abtropfen lassen.
3. Die Himbeeren auf dem Hüttenkäse verteilen.
4. Optional kann ein Teelöffel Honig über die Himbeeren und den Hüttenkäse geträufelt werden, um eine leichte Süße hinzuzufügen.
5. Mit Minzblättern garnieren für ein erfrischendes Aroma und eine ansprechende Präsentation.

Portionsgröße: 1 Portion

Nährwertinformationen pro Portion:

- Kalorien: ca. 180 kcal
- Proteine: 20 g
- Fett: 2 g
- Kohlenhydrate: 18 g (inklusive Honig)
- Ballaststoffe: 4 g

Zubereitungszeit:

- Vorbereitung: 5 Minuten
- Gesamt: 5 Minuten

Luftgepopptes Popcorn

Rezeptanleitung: Um luftgepopptes Popcorn zuzubereiten, benötigen Sie eine Heißluft-Popcornmaschine oder einen großen Topf mit Deckel. Wenn Sie eine Popcornmaschine verwenden, füllen Sie einfach die vorgesehene Menge an Popcornkernen in die Maschine, schalten Sie sie ein und warten Sie, bis das Popcorn zu poppen beginnt. Dies dauert in der Regel 2 bis 3 Minuten. Stellen Sie sicher, dass ein großer Auffangbehälter unter der Ausgabestelle positioniert ist, um das fertige Popcorn aufzufangen.

Falls Sie einen Topf verwenden, erhitzen Sie den Topf bei mittlerer Hitze und fügen Sie eine dünne Schicht hochhitzebeständiges Öl hinzu, falls gewünscht. Geben Sie einige Popcornkerne als Test hinzu; wenn diese poppen, fügen Sie den Rest der Körner hinzu. Decken Sie den Topf ab und schütteln Sie ihn gelegentlich, um zu vermeiden, dass die Körner am Boden anbrennen. Sobald das Poppen nachlässt, nehmen Sie den Topf vom Herd.

Nährwertinformation: Eine Portion von etwa 30 Gramm luftgepopptem Popcorn (ohne Öl zubereitet) enthält:

- Kalorien: 120 kcal
- Protein: 4 g
- Kohlenhydrate: 24 g
- Ballaststoffe: 4,5 g
- Fett: 1,5 g

Portionsgröße: Eine geeignete Portionsgröße für einen Snack beträgt 30 Gramm aufgepoppte Körner, was etwa einer großen Schüssel Popcorn entspricht.

Kochzeit: Die Zubereitungszeit für luftgepopptes Popcorn beträgt je nach Methode etwa 3 bis 5 Minuten.

Shakshuka-Tassen

Zutaten:

- 4 große Eier
- 1 kleine Zwiebel, fein gewürfelt
- 2 Knoblauchzehen, fein gehackt
- 1 rote Paprika, gewürfelt
- 400g gehackte Tomaten aus der Dose
- 1 TL Kreuzkümmel
- 1 TL Paprikapulver
- 1/2 TL Chiliflocken (optional für zusätzliche Schärfe)
- Salz und Pfeffer nach Geschmack
- Frischer Koriander oder Petersilie zum Garnieren
- 1 EL Olivenöl

Anleitung:

1. Den Ofen auf 200 Grad Celsius vorheizen.
2. Eine große Pfanne auf mittlerer Stufe erhitzen und das Olivenöl hinzufügen.
3. Zwiebel, Knoblauch und Paprika in die Pfanne geben und für etwa 5 Minuten sautieren, bis sie weich sind.
4. Kreuzkümmel, Paprikapulver, Chiliflocken sowie Salz und Pfeffer hinzufügen und gut umrühren.
5. Die gehackten Tomaten einrühren und die Mischung zum Köcheln bringen. Lassen Sie die Sauce für etwa 10 Minuten köcheln, bis sie etwas eingedickt ist.

6. Verteilen Sie die Tomatensauce gleichmäßig in vier hitzebeständigen Tassen oder kleinen Auflaufformen.

7. Schlagen Sie vorsichtig je ein Ei über die Sauce in jede Tasse.

8. Stellen Sie die Tassen auf ein Backblech und backen Sie sie im vorgeheizten Ofen für etwa 10-15 Minuten, oder bis die Eier die gewünschte Konsistenz erreicht haben.

9. Mit frischem Koriander oder Petersilie garnieren und sofort servieren.

Nährwertinformationen pro Portion:

- Kalorien: ca. 180
- Protein: 10g
- Fett: 12g
- Kohlenhydrate: 10g
- Ballaststoffe: 2g

Portionsgröße:

- Eine Tasse pro Portion

Kochzeit:

- Vorbereitung: 15 Minuten
- Kochen: 25 Minuten
- Gesamt: 40 Minuten

Kapitel 7: Desserts

Avocado-Schokoladen-Mousse

Zutaten:

- 2 reife Avocados, geschält und entkernt
- 50 g ungesüßtes Kakaopulver
- 2-3 Esslöffel Honig oder ein anderes natürliches Süßungsmittel wie Agavendicksaft
- 60 ml ungesüßte Mandelmilch
- 1 Teelöffel reines Vanilleextrakt
- Eine Prise Salz

Zubereitung:

1. Die Avocados in einen Mixer geben.
2. Kakaopulver, Honig, Mandelmilch, Vanilleextrakt und eine Prise Salz hinzufügen.
3. Alle Zutaten auf hoher Stufe glatt pürieren, bis eine einheitliche, cremige Masse entsteht. Zwischendurch eventuell den Mixer anhalten und die Seiten mit einem Spatel abstreifen, um sicherzustellen, dass alles gut gemischt wird.
4. Das Mousse in Dessertschalen füllen und für mindestens eine Stunde im Kühlschrank kühlen, um es fest werden zu lassen.

Portionsgröße: Das Rezept ergibt etwa 4 Portionen.

Nährwertangaben pro Portion:

- Kalorien: ca. 200 kcal
- Fett: ca. 15 g (davon gesättigte Fettsäuren ca. 2 g)
- Kohlenhydrate: ca. 17 g (davon Zucker ca. 8 g)
- Eiweiß: ca. 3 g

Zubereitungszeit:

- Vorbereitung: 10 Minuten
- Kühlzeit: 1 Stunde

Gebackene Äpfel

Zutaten:

- 4 große säuerliche Äpfel, wie Granne Smith oder Boskoop
- 4 Teelöffel Honig
- 1/2 Teelöffel gemahlener Zimt
- 4 Teelöffel gehackte Walnüsse oder Mandeln
- Optional: Eine Prise gemahlener Muskatnuss oder Kardamom

Anweisungen:

1. Den Ofen auf 175 Grad Celsius vorheizen.
2. Die Äpfel gründlich waschen und das Kerngehäuse mit einem Apfelausstecher oder einem kleinen Messer entfernen, sodass der Boden des Apfels intakt bleibt.
3. Eine kleine Mischung aus Honig, Zimt und optional Muskatnuss oder Kardamom herstellen. Die gehackten Nüsse unterrühren.
4. Die Äpfel in eine Backform setzen und die Honig-Nuss-Mischung gleichmäßig in die Öffnung der Äpfel füllen.
5. Etwa 20-25 Minuten backen, bis die Äpfel weich sind, aber noch ihre Form behalten.
6. Vor dem Servieren leicht abkühlen lassen.

Nährwertangaben pro Portion:

- Kalorien: ca. 150 kcal
- Protein: 1 g

- Fett: 4 g (abhängig von der verwendeten Nuss Art)
- Kohlenhydrate: 30 g

Portionsgröße:

- 1 gefüllter Apfel pro Portion

Kochzeit:

- Vorbereitung: 10 Minuten
- Koch-/Backzeit: 20-25 Minuten
- Gesamtzeit: 30-35 Minuten

Beeren mit Schlagsahne

Zutaten:

- 200 g gemischte Beeren (Himbeeren, Blaubeeren, Erdbeeren)
- 100 ml Sahne
- 1 Teelöffel Vanilleextrakt
- Optional: Süßstoff nach Geschmack

Anleitung:

1. Die Beeren waschen und bei Bedarf klein schneiden. In eine Servierschale geben.
2. Die Sahne in eine Rührschüssel geben. Vanilleextrakt und nach Belieben Süßstoff hinzufügen.
3. Die Sahne mit einem Handmixer schlagen, bis sie steif ist. Dies dauert in der Regel 3-5 Minuten.
4. Die geschlagene Sahne vorsichtig über die Beeren geben.
5. Sofort servieren oder kurz im Kühlschrank kühlen, bis zum Servieren.

Nährwertangaben pro Portion:

- Kalorien: 150 kcal
- Protein: 1 g
- Fett: 12 g
- Kohlenhydrate: 10 g
- Ballaststoffe: 2 g

Portionsgröße:

- Diese Menge reicht für 2 Portionen.

Zubereitungszeit:

- Vorbereitung: 10 Minuten
- Gesamt: 15 Minuten

Dunkle Schokolade

Zutaten:

- 100 g dunkle Schokolade (mindestens 70% Kakao)
- 1/4 Tasse ganze Mandeln
- Eine Prise grobes Meersalz

Zubereitung:

1. Die dunkle Schokolade in kleine Stücke brechen und in einer hitzebeständigen Schüssel über einem Wasserbad langsam schmelzen lassen. Dabei gelegentlich umrühren, bis die Schokolade glatt und flüssig ist.

2. Die Mandeln grob hacken und in einer trockenen Pfanne bei mittlerer Hitze einige Minuten rösten, bis sie leicht gebräunt und duftend sind.

3. Die gerösteten Mandeln in die geschmolzene Schokolade geben und gut umrühren, um sicherzustellen, dass alle Mandeln mit Schokolade überzogen sind.

4. Die Schokoladen-Mandel-Mischung auf ein mit Backpapier ausgelegtes Backblech gießen und gleichmäßig verteilen.

5. Mit einer Prise grobem Meersalz bestreuen und bei Raumtemperatur fest werden lassen. Für eine schnellere Festigung kann das Blech auch für etwa 10-15 Minuten in den Kühlschrank gestellt werden.

6. Nachdem die Schokolade fest geworden ist, in Stücke brechen oder schneiden.

Nährwertinformationen pro Portion (ca. 20 g):

- Kalorien: 115 kcal
- Fett: 8 g
- Gesättigte Fettsäuren: 4 g
- Kohlenhydrate: 9 g
- Zucker: 5 g
- Eiweiß: 2 g
- Ballaststoffe: 2 g

Portionsgröße: Etwa 20 g (ein kleines Stück) **Zubereitungszeit:** 10 Minuten **Kühlzeit:** 15 Minuten

Proteinreiche Puddings

Zutaten:

- 250 ml ungesüßte Mandelmilch
- 30 g Proteinpulver (Geschmack nach Wahl)
- 1 TL Agar-Agar oder Gelatinepulver
- 1 EL Kakaopulver (optional, für Schokoladengeschmack)
- Süßstoff nach Geschmack (z.B. Stevia)
- Eine Prise Salz
- Optional: Frische Beeren oder Nüsse zur Garnierung

Zubereitung:

1. Mandelmilch in einem kleinen Topf zum Kochen bringen. Agar-Agar oder Gelatine hinzufügen und gut umrühren, bis es sich vollständig aufgelöst hat.

2. Hitze reduzieren und das Proteinpulver, Kakaopulver (falls verwendet), Süßstoff und eine Prise Salz einrühren. Ständig rühren, um Klumpen zu vermeiden.

3. Die Mischung etwa 5 Minuten bei niedriger Hitze köcheln lassen, bis sie leicht eingedickt ist.

4. Den Topf vom Herd nehmen und die Mischung in kleine Dessertschälchen füllen.

5. Die Puddings für mindestens zwei Stunden in den Kühlschrank stellen, bis sie fest geworden sind.

6. Vor dem Servieren mit frischen Beeren oder gehackten Nüssen garnieren.

Nährwertangaben pro Portion:

- Kalorien: 150 kcal
- Protein: 20 g
- Fett: 3 g
- Kohlenhydrate: 5 g

Portionsgröße: 1 Schälchen **Kochzeit:** 10 Minuten (plus mindestens 2 Stunden Kühlzeit)

Kokonas-Chia-Pudding

Zutaten:

- 3 Esslöffel Chiasamen
- 240 ml Kokosmilch (leicht)
- 1 Teelöffel Vanilleextrakt
- 1 Esslöffel Honig oder ein anderes natürliches Süßungsmittel
- Eine Prise Salz
- Optional: Frisches Obst oder Nüsse zur Garnierung

Anleitung:

1. Chiasamen in eine Schüssel geben.
2. Kokosmilch, Vanilleextrakt, Honig und eine Prise Salz hinzufügen.
3. Alle Zutaten gut verrühren, um sicherzustellen, dass die Chiasamen gleichmäßig in der Kokosmilch verteilt sind und keine Klumpen bilden.
4. Die Mischung abdecken und für mindestens 4 Stunden, idealerweise über Nacht, in den Kühlschrank stellen.
5. Vor dem Servieren umrühren; falls die Konsistenz zu dick ist, etwas mehr Kokosmilch hinzufügen, bis die gewünschte Konsistenz erreicht ist.
6. Mit frischem Obst oder Nüssen garnieren, wenn gewünscht.

Nährwertangaben pro Portion:

- Kalorien: ca. 200 kcal
- Proteine: 3 g

- Fett: 12 g (davon gesättigte Fettsäuren: 7 g)

- Kohlenhydrate: 20 g (davon Zucker: 9 g)

- Ballaststoffe: 5 g

Portionsgröße: 1 Portion entspricht etwa 250 ml oder einer kleinen Schüssel.

Kochzeit: Die Vorbereitungszeit beträgt ca. 5 Minuten; die Kühlzeit beträgt mindestens 4 Stunden.

Gefrorene Erdbeeren

Zutaten:

- 200 g frische Erdbeeren
- 150 g griechischer Joghurt (fettarm)
- Frische Minzblätter
- 1 Teelöffel Honig (optional)

Zubereitung:

1. Die Erdbeeren gründlich waschen und die Blätter entfernen.
2. Die gewaschenen Erdbeeren auf einem Backblech verteilen und sicherstellen, dass sie nicht übereinander liegen.
3. Das Backblech in den Gefrierschrank stellen und die Erdbeeren mindestens 4 Stunden gefrieren lassen, bis sie vollständig hart sind.
4. Den gefrorenen Erdbeeren griechischen Joghurt hinzufügen. Für eine leichte Süße kann ein Teelöffel Honig unter den Joghurt gerührt werden.
5. Mit frischen Minzblättern garnieren und sofort servieren.

Portionsgröße: 2 Personen

Nährwertangaben pro Portion:

- Kalorien: 120 kcal
- Protein: 8 g
- Fett: 1 g
- Kohlenhydrate: 20 g (inklusive 10 g natürlicher Zucker aus den Erdbeeren und optional zugesetztem Honig)

- Ballaststoffe: 3 g

Zubereitungszeit:

- Vorbereitung: 10 Minuten

- Gefrierzeit: 4 Stunden

- Gesamt: 4 Stunden 10 Minuten

Mandelbutter-mit Bolognesen

Zutaten:

- 100 g mageres Rinderhackfleisch
- 1 mittelgroße Zwiebel, fein gewürfelt
- 2 Knoblauchzehen, fein gehackt
- 200 g passierte Tomaten
- 1 EL Olivenöl
- Salz und Pfeffer nach Geschmack
- 2 EL Mandelbutter
- Einige Blätter frisches Basilikum für die Garnierung

Zubereitung:

1. Das Olivenöl in einer Pfanne erhitzen und die Zwiebeln darin glasig dünsten.
2. Knoblauch und Rinderhackfleisch hinzufügen und so lange braten, bis das Fleisch vollständig gekocht ist.
3. Passierte Tomaten zum Fleisch geben und mit Salz und Pfeffer würzen. Lassen Sie die Sauce auf niedriger Hitze köcheln, bis sie eindickt – etwa 20 Minuten.
4. Während der Bolognese köchelt, die Mandelbutter in einer kleinen Schale geschmeidig rühren.
5. Sobald der Bolognese fertig ist, nehmen Sie die Pfanne vom Herd und lassen Sie die Mischung etwas abkühlen.
6. Die Mandelbutter vorsichtig unter den abgekühlten Bolognesen heben, um eine homogene Mischung zu erzielen.

7. Das Dessert in kleine Schüsseln füllen und mit frischem Basilikum garnieren.

Zimt-Quark

Zutaten:

- 250 g Magerquark
- 1 Teelöffel Zimt
- 1 Esslöffel Honig oder ein anderes natürliches Süßungsmittel
- Eine Prise gemahlene Nelken (optional)
- Ein paar Tropfen Vanilleextrakt (optional)

Anleitung:

1. In einer mittelgroßen Schüssel den Magerquark glattrühren.
2. Zimt, Honig, Nelken und Vanilleextrakt hinzufügen.
3. Alle Zutaten gründlich vermischen, bis eine gleichmäßige Konsistenz erreicht ist.
4. Den Zimt-Quark in eine Dessertschale geben und für mindestens eine Stunde im Kühlschrank kühlen, um die Aromen zu intensivieren.

Nährwertinformationen pro Portion:

- Kalorien: 150 kcal
- Protein: 26 g
- Fett: 0,5 g
- Kohlenhydrate: 10 g
- Ballaststoffe: 0,5 g

Portionsgröße: 1 Schale (ca. 270 g)

Kochzeit: ca. 5 Minuten

Kühlzeit: 1 Stunde

Gebratene Birnen mit Honig und Zimt

Zutaten:

- 2 reife Birnen
- 1 Teelöffel Honig
- 1/2 Teelöffel gemahlener Zimt
- 1 Esslöffel Butter oder Kokosöl

Zubereitung:

1. Die Birnen halbieren und das Kerngehäuse entfernen.
2. In einer Pfanne die Butter oder das Kokosöl bei mittlerer Hitze schmelzen.
3. Die Birnenhälften mit der Schnittfläche nach unten in die Pfanne legen.
4. Die Birnen etwa 4-5 Minuten braten, bis sie golden und karamellisiert sind.
5. Die Birnen wenden, den Honig gleichmäßig über die Birnen träufeln und mit Zimt bestreuen.
6. Weitere 2-3 Minuten braten, bis die Birnen weich sind, aber noch Form behalten.
7. Die Birnen aus der Pfanne nehmen und kurz abkühlen lassen.

Serviergröße:

- Dieses Rezept ergibt 2 Portionen, wobei jede Portion aus einer Birnenhälfte besteht.

Nährwertangaben pro Portion:

- Kalorien: ca. 110 kcal

- Protein: 0,5 g

- Fett: 6 g (abhängig von der verwendeten Butter oder dem Öl)

- Kohlenhydrate: 15 g (hauptsächlich aus natürlichen Zuckern der Birne und etwas Honig)

Kochzeit:

- Gesamte Zubereitungs- und Kochzeit: etwa 10 Minuten

Teil III: Trainingspläne

Einführung in körperliche Aktivität

Die körperliche Aktivität ist ein grundlegender Bestandteil der Dr. Nowzaradan Diät für Anfänger, da sie nicht nur beim Gewichtsverlust hilft, sondern auch die allgemeine Gesundheit und das Wohlbefinden verbessert. Für Anfänger ist es wichtig, langsam zu beginnen und Übungen auszuwählen, die sie regelmäßig und ohne Verletzungsrisiko durchführen können. Ein guter Startpunkt ist das Gehen, da es keine spezielle Ausrüstung erfordert und nahezu überall durchgeführt werden kann. Ziel sollte es sein, sich täglich mindestens 30 Minuten moderat zu bewegen.

Zusätzlich zum Gehen können einfache Kraftübungen eingeführt werden, die große Muskelgruppen ansprechen. Übungen wie Kniebeugen, Liegestütze und leichte Hantelübungen können zu Hause durchgeführt werden und helfen, die Muskelmasse zu erhalten und den Grundumsatz zu erhöhen. Es ist ratsam, mit leichten Gewichten zu beginnen und die Intensität allmählich zu steigern, um Überanstrengungen und Verletzungen zu vermeiden.

Dehnübungen sind ebenfalls ein wichtiger Aspekt, da sie die Flexibilität verbessern und die Erholung fördern. Dehnen sollte nach jeder Trainingseinheit durchgeführt werden, um die Muskeln zu entspannen und die Durchblutung zu fördern. Yoga oder Pilates können auch hilfreich sein, um Stress abzubauen und die Körperwahrnehmung zu verbessern.

Für diejenigen, die es vorziehen, in einer Gruppe zu trainieren, bieten viele Fitnessstudios Kurse an, die speziell auf Anfänger zugeschnitten sind. Solche Kurse bieten nicht nur Anleitung und Unterstützung durch qualifizierte Trainer, sondern auch die Möglichkeit, in einer motivierenden Umgebung zu trainieren.

Es ist wichtig, dass jeder Trainingsplan auf die individuellen Bedürfnisse und Fähigkeiten abgestimmt ist. Anfänger sollten mit ihrem Arzt sprechen, bevor sie ein neues Trainingsprogramm beginnen, besonders wenn sie gesundheitliche Bedenken haben. Durch die schrittweise Steigerung der Aktivität und das Hinzufügen neuer Übungen bleibt das Training interessant und effektiv.

Regelmäßige körperliche Aktivität sollte ein integraler Bestandteil des Lebensstils eines jeden Diätteilnehmers sein. Durch die Kombination aus gesunder Ernährung und körperlicher Aktivität können die Ziele der Dr. Nowzaradan Diät erreicht und ein gesünderes, aktiveres Leben geführt werden. Es ist auch entscheidend, sich realistische Ziele zu setzen und geduldig zu sein, da Fortschritte in der Fitness Zeit benötigen.

Übungen für Anfänger

Für Anfänger, die die Dr. Nowzaradan Diät verfolgen, ist es wichtig, ein Übungsprogramm zu integrieren, das sowohl effektiv als auch nachhaltig ist. Das Ziel dieser Übungen ist es, die körperliche Fitness zu steigern, den Kalorienverbrauch zu erhöhen und die allgemeine Gesundheit zu verbessern, ohne den Körper zu überfordern.

Ein idealer Trainingsplan für Anfänger sollte eine Kombination aus aeroben Übungen, Krafttraining und Flexibilitätsübungen umfassen. Aerobe Übungen wie schnelles Gehen, leichtes Joggen oder Schwimmen sind besonders effektiv, um Kalorien zu verbrennen und die Herz-Kreislauf-Gesundheit zu fördern. Diese Aktivitäten sollten für mindestens 150 Minuten pro Woche durchgeführt werden, verteilt auf mehrere Tage, um die Ausdauer zu erhöhen und die Belastung auf die Gelenke zu minimieren.

Krafttraining ist ebenfalls wichtig, da es hilft, Muskelmasse aufzubauen, die auch im Ruhezustand Kalorien verbrennt. Anfänger können mit Körpergewichtsübungen beginnen, wie Liegestütze, Kniebeugen und Ausfallschritte. Diese Übungen stärken die Hauptmuskelgruppen und verbessern die Stabilität und Balance. Es wird empfohlen, zweimal pro Woche an nicht aufeinanderfolgenden Tagen Krafttraining zu betreiben.

Flexibilitätsübungen und Dehnungen sind oft vernachlässigte Aspekte eines Fitnessprogramms, aber sie sind entscheidend für die Gesamtbeweglichkeit und Verletzungsprävention. Einfache Dehnübungen, die nach dem Aerobic- oder Krafttraining durchgeführt werden, können die Flexibilität verbessern und die Muskelentspannung fördern. Yoga oder Pilates sind ebenfalls nützliche Praktiken, die Flexibilität, Kraft und mentale Entspannung fördern können.

Um die Motivation zu erhalten und sicherzustellen, dass die Übungen korrekt ausgeführt werden, können Anfänger in Betracht ziehen, an Gruppenfitnesskursen teilzunehmen oder einen Personal Trainer für einige Sitzungen zu engagieren. Dies kann besonders hilfreich sein, um die richtige Technik zu erlernen und Verletzungen zu vermeiden.

Die allmähliche Steigerung der Intensität und Dauer der Übungen ist entscheidend, um Überanstrengung zu vermeiden und langfristig dabei zu bleiben. Die Erstellung eines übersichtlichen Trainingsplans, der regelmäßig angepasst wird, kann dabei helfen, langfristige Ziele zu erreichen und die Lebensqualität deutlich zu verbessern. Indem man körperliche Aktivität als Teil des täglichen Lebens betrachtet, kann die Umsetzung der Dr. Nowzaradan Diät erfolgreich unterstützt und eine gesunde Lebensweise gefördert werden.

Wie oft und wie intensiv trainieren?

Die Dr. Nowzaradan Diät für Anfänger legt großen Wert auf eine ausgewogene Kombination aus Ernährung und körperlicher Betätigung. Das Trainingsprogramm ist so gestaltet, dass es sowohl effektiv als auch machbar für Menschen ist, die vielleicht neu im Bereich Fitness sind oder lange nicht aktiv waren. Die Empfehlung für Anfänger besteht darin, mit drei bis vier Trainingseinheiten pro Woche zu beginnen. Jede Session sollte etwa 30 bis 45 Minuten dauern und eine Mischung aus Herz-Kreislauf-Übungen und leichten Krafttrainingseinheiten umfassen.

Herz-Kreislauf-Übungen wie Gehen, leichtes Joggen oder Schwimmen sind ideal, um den Stoffwechsel anzukurbeln und Kalorien zu verbrennen. Diese Aktivitäten sollten in einem moderaten Tempo durchgeführt werden, bei dem man sich noch unterhalten kann, ohne außer Atem zu kommen. Dies hilft, das Herz-Kreislauf-System zu stärken, ohne den Körper zu überfordern.

Krafttraining ist ebenfalls ein wichtiger Bestandteil der Diät, da es hilft, Muskeln aufzubauen und den Grundumsatz zu erhöhen. Anfänger sollten mit leichten Gewichten beginnen und sich auf große Muskelgruppen konzentrieren. Übungen wie Kniebeugen, Ausfallschritte, Liegestütze und einfache Übungen mit dem eigenen

Körpergewicht sind effektiv und sicher. Es wird empfohlen, jede Muskelgruppe mindestens zweimal pro Woche zu trainieren, wobei zwischen den Trainingseinheiten mindestens ein Ruhetag liegen sollte, um Übertraining und Verletzungen zu vermeiden.

Flexibilitäts- und Dehnungsübungen sollten nicht vernachlässigt werden. Am Ende jeder Trainingseinheit ist es ratsam, fünf bis zehn Minuten für Dehnungsübungen einzuplanen. Dies fördert die Flexibilität, reduziert das Risiko von Muskelkater und verbessert die Erholung. Yoga oder Pilates können auch in den Wochenplan integriert werden, um die Flexibilität und den geistigen Fokus zu verbessern.

Die Intensität der Übungen sollte schrittweise gesteigert werden, basierend auf der individuellen Fitness und den körperlichen Reaktionen. Wenn sich der Körper an die Belastungen gewöhnt, kann die Dauer oder Intensität der Übungen erhöht werden. Es ist wichtig, auf die Signale des Körpers zu achten und bei Schmerzen oder übermäßiger Erschöpfung das Training anzupassen oder einen Arzt zu konsultieren.

Regelmäßige körperliche Aktivität ist ein Schlüsselelement für den Erfolg in der Dr. Nowzaradan Diät und sollte als Teil eines ganzheitlichen Ansatzes zur Gewichtsreduktion und zur Verbesserung der allgemeinen Gesundheit angesehen werden. Ein individuell angepasster Trainingsplan, der sowohl Herausforderungen als auch Erholungsphasen berücksichtigt, ist für langfristigen Erfolg und Wohlbefinden unerlässlich.

Teil IV: Fortschrittsüberwachung und Motivation

Setzen von realistischen Zielen

Das Setzen von realistischen Zielen ist ein zentraler Aspekt der Dr. Nowzaradan Diät für Anfänger und spielt eine entscheidende Rolle bei der langfristigen Erfolgssicherung. Realistische Ziele zu setzen bedeutet, Erwartungen zu formulieren, die herausfordernd, aber erreichbar sind. Dabei ist es wichtig, sowohl kurzfristige als auch langfristige Ziele zu definieren. Kurzfristige Ziele könnten beispielsweise darin bestehen, jede Woche ein bestimmtes Gewicht zu verlieren oder bestimmte Lebensmittel in die tägliche Ernährung einzubinden, während langfristige Ziele einen gewünschten Gewichtsverlust über mehrere Monate oder eine dauerhafte Umstellung der Essgewohnheiten umfassen könnten.

Um realistische Ziele zu setzen, sollte zunächst der aktuelle Gesundheitszustand und die Lebensumstände berücksichtigt werden. Personen, die einen sehr aktiven Lebensstil führen, könnten beispielsweise andere Ziele haben als solche, die überwiegend sitzenden Tätigkeiten nachgehen. Ebenso spielt das Ausgangsgewicht eine Rolle bei der Bestimmung, wie viel Gewicht pro Woche sicher verloren werden kann, was in der Regel zwischen 0,5 und 1 Kilogramm liegt.

Ein weiterer wichtiger Aspekt ist die Anpassung der Ziele anhand der Fortschritte und Rückschläge. Nicht jeder Plan verläuft linear, und es können immer wieder Herausforderungen auftreten, die eine Anpassung der Ziele notwendig machen. Dies könnte bedeuten, dass die Ziele bei Bedarf reduziert oder sogar erweitert werden müssen, abhängig von den erzielten Ergebnissen und dem individuellen Wohlbefinden.

Darüber hinaus ist die Dokumentation des Fortschritts entscheidend, um motiviert zu bleiben und den Überblick zu behalten. Das Führen eines Ernährungs- und Trainingsjournals, in dem nicht nur die Nahrungsaufnahme und die körperliche Aktivität, sondern auch Gefühle und körperliche Veränderungen notiert werden, kann helfen, die Einflüsse verschiedener Diät- und Lebensstiländerungen zu verstehen und entsprechend zu steuern.

Es ist auch wichtig, Unterstützung zu suchen, sei es durch Freunde, Familie oder eine professionelle Beratung. Eine solche Unterstützung kann nicht nur zusätzliche Motivation bieten, sondern auch dabei helfen, realistisch zu bleiben und sich nicht zu überfordern. Eine objektive Sichtweise kann oft helfen, Ziele zu setzen, die sowohl herausfordernd als auch erreichbar sind.

Indem Anfänger lernen, realistische Ziele zu setzen und ihren Fortschritt sorgfältig zu überwachen, können sie die notwendige Disziplin und Motivation aufrechterhalten, um ihre Gesundheits- und Gewichtsverlustziele effektiv zu erreichen.

Überwachung des Fortschritts

Die Überwachung des Fortschritts ist ein zentraler Aspekt der Dr. Nowzaradan Diät für Anfänger, da sie dazu beiträgt, die Motivation aufrechtzuerhalten und notwendige Anpassungen im Diätplan vorzunehmen. Die regelmäßige Dokumentation von Gewicht und Körpermaßen ist eine grundlegende Methode, um die körperlichen Veränderungen zu verfolgen. Diese Messungen sollten idealerweise unter gleichen Bedingungen, beispielsweise jeden Morgen vor dem Frühstück, durchgeführt werden, um konsistente und vergleichbare Daten zu erhalten.

Neben der Waage kann die Verwendung eines Maßbands helfen, den Umfang wichtiger Körperstellen wie Taille, Hüfte und Brust zu messen. Diese Zahlen können aufschlussreicher sein als das Körpergewicht allein, besonders wenn Muskelmasse aufgebaut und Fett abgebaut wird.

Ein Ernährungstagebuch ist ein weiteres wichtiges Werkzeug zur Fortschrittsüberwachung. In ihm sollte festgehalten werden, was, wann und in welcher Menge gegessen wird. Dies hilft nicht nur dabei, die Einhaltung der Diätvorgaben zu überprüfen, sondern auch dabei, Muster und Gewohnheiten zu erkennen, die möglicherweise angepasst werden müssen. Außerdem kann das Aufzeichnen der emotionalen Befindlichkeit beim Essen Aufschluss darüber geben, ob bestimmte Emotionen zum Essen verleiten.

Für eine umfassende Überwachung des Fortschritts ist auch die regelmäßige Bewertung der körperlichen Fitness und Ausdauer sinnvoll. Fitness-Tests, wie z.B. wie lange es dauert, eine bestimmte Strecke zu laufen oder wie viele Liegestütze in einer Minute gemacht werden können, sind einfache Methoden, um die Steigerung der körperlichen Leistungsfähigkeit zu dokumentieren.

Technologie kann ebenfalls eine große Rolle bei der Überwachung des Fortschritts spielen. Viele Apps und digitale Geräte bieten Funktionen zur Verfolgung von Kalorienaufnahme, Aktivitätslevel und sogar Schlafmustern. Diese Daten können hilfreich sein, um einen ganzheitlichen Überblick über die Gesundheit und den Fortschritt zu erhalten.

Es ist wichtig, realistische Ziele zu setzen und kleine Erfolge zu feiern, um die Motivation hoch zu halten. Regelmäßige Rückblicke auf die gesammelten Daten können zeigen, wie weit man auf dem Weg zur Erreichung seiner Gesundheits- und Gewichtsziele gekommen ist, und gleichzeitig Anlass bieten, bei Bedarf Anpassungen vorzunehmen.

Die Überwachung des Fortschritts sollte eine positive und ermutigende Erfahrung sein, die dazu dient, auf dem Weg zur Verbesserung der Gesundheit und zur Gewichtsreduktion motiviert zu bleiben. Durch die regelmäßige Bewertung und Anpassung der Diät- und Fitnessziele können Anfänger sicherstellen, dass sie auf dem besten Weg sind, ihre langfristigen Gesundheitsziele zu erreichen.

Motivationstipps

Motivation ist ein entscheidender Faktor für den Erfolg jeder Diät, insbesondere der Dr. Nowzaradan Diät für Anfänger. Die Beibehaltung der Motivation kann durch verschiedene Techniken und Herangehensweisen unterstützt werden, die helfen, langfristig am Ball zu bleiben.

Ein effektiver Motivationstipp ist das Setzen von realistischen, erreichbaren Zielen. Statt sich ein großes, oft unerreichbares Ziel zu setzen, sollte man kleinere Zwischenziele festlegen, die schrittweise zum Hauptziel führen. Diese Ziele könnten wöchentliche oder monatliche Gewichtsverlustziele umfassen, die Erhöhung der täglich gegangenen Schritte oder die schrittweise Verringerung der Aufnahme von zuckerhaltigen Lebensmitteln.

Die Dokumentation des Fortschritts spielt ebenfalls eine wichtige Rolle. Das Führen eines Tagebuchs, in dem Ernährung, Bewegung und tägliche Fortschritte festgehalten werden, kann eine wertvolle Methode sein, um den Überblick zu behalten und sichtbare Erfolge zu dokumentieren. Das regelmäßige Überprüfen und Reflektieren der Fortschritte können ein kraftvolles Werkzeug sein, um sich an die eigenen Erfolge zu erinnern und durch schwierige Phasen zu helfen.

Eine weitere wichtige Strategie ist das Feiern von Erfolgen, egal wie klein sie sind. Jedes erreichte Ziel sollte anerkannt und gefeiert werden. Dies könnte durch kleine Belohnungen wie einen Kinoabend, den Kauf eines neuen Kleidungsstücks oder eine entspannende Massage erfolgen. Diese Belohnungen dürfen jedoch nicht in Form von Lebensmitteln erfolgen, um nicht den Diäterfolg zu gefährden.

Auch der Aufbau eines Unterstützungsnetzwerks ist entscheidend. Freunde, Familie oder Online-Communities, die ähnlichen Ziele verfolgen, können eine Quelle der Inspiration und des Trostes sein. Der Austausch mit anderen, die ähnlichen Herausforderungen erleben, kann eine große Hilfe sein, um auf dem Weg zu bleiben.

Schließlich kann die Anpassung der Umgebung dazu beitragen, die Motivation aufrechtzuerhalten. Dies kann bedeuten, dass ungesunde Lebensmittel aus dem Haus entfernt werden, um Versuchungen zu minimieren. Ebenso kann das Vorbereiten von gesunden Snacks und Mahlzeiten im Voraus helfen, schlechte Essentscheidungen in Momenten der Schwäche zu vermeiden.

Diese Motivationstipps sind nicht nur nützlich, um die Dr. Nowzaradan Diät durchzuhalten, sondern auch um eine langfristige, gesunde Lebensweise zu fördern. Indem man realistische Ziele setzt, Erfolge feiert, Unterstützung sucht und seine Umgebung entsprechend anpasst, kann die Wahrscheinlichkeit, dauerhaft erfolgreich zu sein, erheblich gesteigert werden.

Schlussfolgerung

Die Dr. Nowzaradan Diät für Anfänger bietet eine fundierte Methode zur Gewichtsreduktion, die auf medizinischen Prinzipien und einer nachhaltigen Herangehensweise an Ernährung und Gesundheit basiert. Diese Diät ist nicht nur darauf ausgerichtet, kurzfristigen Gewichtsverlust zu fördern, sondern auch darauf, langfristige Veränderungen im Lebensstil zu bewirken, die zu einer dauerhaften Gesundheit und einem verbesserten Wohlbefinden führen.

Ein zentraler Aspekt dieser Diät ist die Betonung auf eine ausgewogene Ernährung mit einer Reduktion von Kalorien, ohne dabei wichtige Nährstoffe zu vernachlässigen. Die Einbeziehung einer Vielzahl von Lebensmitteln stellt sicher, dass der Körper alle notwendigen Vitamine und Mineralien erhält, während die Portionenkontrolle hilft, die Energieaufnahme zu überwachen. Durch den Fokus auf proteinreiche und faserhaltige Lebensmittel können Anwender ein längeres Sättigungsgefühl erleben, was das Einhalten der Diät erleichtert.

Des Weiteren unterstützt die Dr. Nowzaradan Diät die Entwicklung von gesunden Essgewohnheiten, die über die Dauer der Diät hinausgehen. Der Ansatz, Mahlzeiten sorgfältig zu planen und bewusst zu genießen, hilft, das Bewusstsein für das eigene

Essverhalten zu schärfen und kann das Risiko von Essanfällen und Überessen reduzieren. Diese Gewohnheiten sind entscheidend für die Aufrechterhaltung des erreichten Gewichts nach Abschluss der Diät.

Die Diät bietet auch umfangreiche Ressourcen zur Motivation und zur Bewältigung von Herausforderungen, die während der Diätphase auftreten können. Durch das Setzen realistischer Ziele und das Feiern von Fortschritten wird die Motivation gestärkt, und das soziale Umfeld kann als Unterstützungssystem dienen, um Durchhaltevermögen zu fördern.

Abschließend lässt sich sagen, dass die Dr. Nowzaradan Diät für Anfänger nicht nur eine effektive Möglichkeit bietet, Gewicht zu verlieren, sondern auch die Gesundheit grundlegend verbessern kann. Sie ermutigt zu einem bewussten Umgang mit Lebensmitteln und fördert Verhaltensweisen, die zu einem gesünderen und zufriedeneren Leben führen. Mit der richtigen Einstellung und den vermittelten Werkzeugen ist es möglich, die persönlichen Gesundheitsziele zu erreichen und zu erhalten.